便秘四季调养

主　编

罗照春

编著者

宋思峰　刘　蒙

金盾出版社

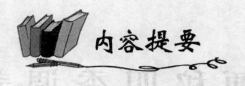

内容提要

　　本书简要介绍了中医便秘的定义、临床表现、病因病机、检查及临床诊断等基础知识。重点介绍了春、夏、秋、冬便秘的预防和治疗，包括中药方剂治疗、中成药治疗、饮食调养及运动等方法。其内容科学实用，通俗易懂，集知识性、科学性于一体，适合便秘患者及大众阅读。

图书在版编目(CIP)数据

便秘四季调养/罗照春主编．—北京 ：金盾出版社,2017.3
ISBN 978-7-5186-0743-3

　Ⅰ.①便…　Ⅱ.①罗…　Ⅲ.①便秘－中医治疗法　Ⅳ.①R
256.35

中国版本图书馆 CIP 数据核字(2016)第 006238 号

金盾出版社出版、总发行

北京太平路 5 号(地铁万寿路站往南)
邮政编码:100036　电话:68214039　83219215
传真:68276683　网址:www.jdcbs.cn
封面印刷:北京印刷一厂
正文印刷:北京万博诚印刷有限公司
装订:北京万博诚印刷有限公司
各地新华书店经销
开本:850×1168 1/32　印张:4.625 字数:96 千字
2017 年 3 月第 1 版第 1 次印刷
印数:1～4 000 册　定价:15.00 元

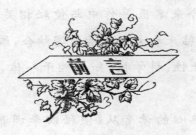

便秘是人类最古老的病症之一，可分为功能性便秘和器质性便秘两种类型。功能性便秘是在没有疾病原因的情况下发生的；器质性便秘是因为某种疾病所致，两种便秘都是使得粪便难以通过肠道而引起的。无论男女老幼，每个人都可能有便秘的经历，在一般情况下，绝大多数人的便秘属功能性便秘。虽然一般便秘对身体健康无多大危害，但如果长期缺乏重视，危害就会越来越大。

多数人以为便秘没有什么，在发生排便困难时就随意吃点泻药，致使便秘症状恶性循环，而痔疮常与便秘伴随而来，直至严重影响工作学习与生活时，才到医院就诊。这些人因缺乏预防便秘的科学知识，任其长期反复发作，结果酿成难以预测的祸患。有些人对便秘及其伴随的痔疮缺乏中医辨证调治的系统知识，不能"治病求本，审证求因"。他们往往只治标不治本，只知道使用药物或手术治疗，不理会中医对便秘调养治本的作用与方法。因此，便秘虽然被暂时治愈，不久后仍会复发。

《便秘四季调养》正是针对以上情况，搜集了大量中医学宝库中古往今来名医著作中与便秘相关的理论知识和实践经验，并与临床和大众生活紧密结合，编撰而成。

本书集专业性、科学性、知识性于一体，适合广大读者阅读参考。

衷心祝愿热心的读者从《便秘四季调养》中获取人生宝贵的健康知识，并受益终身！

作　者

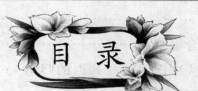

第一章　古今中医论便秘

一、中医对便秘的定义

便秘在我国古代医学典籍中有很多名称或说法,如"大便秘""大便秘涩""大便难""大便结燥""大便结""大便闭结""大便燥结""阴结""阳结""大便不通""脾约""后不利""寒积"等。

中医学认为,便秘是大便秘结不通,排便时间延长或欲大便而艰涩不畅的一种病症。便秘在程度上有轻有重,在时间上有暂时的或长久的。便秘是由大肠传导功能失常所致的,以大便排出困难、排便时间或排便间隔时间延长为临床特征的一种大肠病症。便秘既是一种独立的病症,也是一种在多种急、慢性疾病过程中经常出现的症状。

现代医学给便秘的定义与古往今来中医学的认识没有本质区别。其共识为:便秘不是一种具体的疾病,而是某一种或多种疾病的一种症状。一般认为,所谓便秘,是指排便频率减少,一周内大便次数少于2～3次,或者2～3天才大便1次,并且粪便量少和干结时才称为便秘。而有的人平时一贯为2～3天才大便1次,大便性状正常,这不应归于便秘之列。

二、中医对便秘的分类

中医对便秘的分类多样,提法各异,了解本节内容,可使读者避免对中医或中医类科普书刊所提到的诸多此类名词概念的混淆而难以区分。

(一)东汉时期张仲景对便秘的分类

东汉末年著名医学家张仲景在《伤寒论》中将便秘分为阴结、阳结、脾约、津竭等。

(二)金元时期李东垣、朱震亨对便秘的分类

我国金元时期著名医学家李东垣(1180—1251 年)在《兰室秘藏·卷下·大便结燥门》中,将便秘称为大便结燥,分为热燥、风燥、阳结、阴结、年老气虚津液不足而结燥 5 类。他说:"结燥之病不一,有热燥,有风燥,有阳结,有阴结,又有年老气虚津液不足而结燥者。"

金元四大家中出世最晚的名医朱震亨(1281—1358 年)又名朱丹溪,将便秘分为虚秘、风秘、湿秘、火秘、津液不足秘、寒秘、气秘 7 类。《丹溪治法心要·卷五》中记载大便秘结"有虚、有风、有湿、有火、有津液不足、有寒、有气结"。

（三）宋代医家对便秘的分类

官修方书《圣济总录》将便秘分为风秘、热秘、冷秘、虚秘4类。谓"大便秘涩，盖非一证，皆荣卫不调，阴阳之气相持也。若风气壅滞，肠胃干涩，是谓风秘。胃蕴客热，口糜体黄，是谓热秘。下焦虚冷，窘迫后重，是谓冷秘。或因病后重亡津液，或因老弱血气不足，是谓虚秘。或肾虚小水过多，大肠枯竭而多秘者，亡津液也。或胃实燥结，时作寒热者，中有宿食也。治法虽宜和顺阴阳，然疏风散滞、去热除冷、导引补虚之法，不可偏废，当审其证以治之"。《重订严氏济生方·秘结论治》将便秘分为五秘，"夫五秘者，风秘、气秘、湿秘、寒秘，热秘是也。更有发汗利小便，及妇人新产亡血，走耗津液，往往皆令人秘结。燥则润之，涩则滑之，秘则通之，寒则温利之，此一定之法也"。

（四）明代李时珍、张景岳对便秘的分类

明代著名医药学家李时珍（1518－1593年）在医药巨著《本草纲目·主治第三卷》将便秘分为"热、风、血、湿、虚、阴、脾约、三焦约、前后关格"。谓"大便燥结，有热，有风，有气，有血，有湿，有虚，有阴，有脾约，三焦约，前后关格"。

明代著名医学家张景岳（1563－1640年）的《景岳全书》则认为便秘只分阳结、阴结足矣。他指出："阳结阴结秘结一证，在古方书有虚秘、风秘、气秘、热秘、寒秘、湿秘等说，而东垣又有热燥风燥、阳结阴结之说，此其立名太烦，又无确据，不

得其要而徒滋疑惑,不无为临证之害也。不知此证之当辨者惟二,则曰阴结、阳结而尽之矣。盖阳结者邪有余,宜攻宜泻者也,阴结者正不足,宜补宜滋者也。知斯二者,即知秘结之纲领矣。若或疑余之说而欲必究其详,则凡云风秘者,盖风未必秘,但风胜则燥,而燥必由火,燥则生风,即阳结也,岂谓因风而宜散乎。有云气秘者,盖气有虚实。气实者阳有余,阳结也;气虚者阳不足,阴结也。岂谓气结而尽宜破散乎。至若热秘、寒秘,亦不过阴阳之别名耳。再若湿秘之说,则湿岂能秘,但湿之不化,由气之不行耳;气之不行,即虚结也,亦阴结也。总之,有火者便是阳结,无火者便是阴结,以此辨之,岂不了然。余故曰:凡此二者,即秘结之纲领也。"

(五)清代程钟龄对便秘的分类

清代名医程钟龄在《医学心悟·大便不通》中将便秘分为"实秘、虚秘、热秘、冷秘"4 种类型。

(六)现代中医内科对便秘的分类

现代中医内科著作中多将便秘分为实秘与虚秘两大类,实秘分为肠胃积热、气机郁滞、阴寒积滞 3 型;虚秘分为气虚、血虚、阴虚、阳虚 4 型。(罗照春)

三、中医论便秘病因

便秘的病因是多方面的,历代中医对此有很多论述。

现将古代中医典籍的相关论述摘要归纳如下,以便读者在调养中参考。

(一)外感六淫

风、寒、暑、湿、燥、火6种外感病邪的统称为六淫。"淫"义为过多、过甚浸淫,或引申为不正、异常之意。六淫与六气既有联系,又有区别。正常情况下,风、寒、暑、湿、燥、火是自然界6种不同的气候变化,称为"六气"。六气的不断运动变化,决定了一年四季气候的不同,即春风、夏暑(火)、秋燥、冬寒、长夏湿。机体通过自身的调节,对六气有一定的适应能力,一般不会使人体发病。当气候变化异常,超过了一定限度,如果六气太过或不及,非其时而有其气(如春天应温而反寒,秋天应凉而反热等),以及气候变化过于急骤(如暴冷、暴热等),机体不能适应,可导致疾病的发生;或当人体的正气不足,抵抗力下降时,风、寒、暑、湿、燥、火乘虚而入,导致人体发生疾病,这种情况下的六气,便称为"六淫"。由于六淫是不正之气,所以又称为"六邪"。因此,是六气还是六淫,主要由机体是否发病来决定。

六淫之邪,不仅是导致便秘的病因病机之一,也是导致其他各种疾病的病因病机之一。它的致病特点大致有:

1.外感六淫为病 多侵犯肌表,或从口、鼻而入,故又有"外感六淫"之称。所致疾病,统称为外感病。

2.六淫致病常有明显的季节性 如春季多风病,夏季多暑病,长夏多湿病,秋季多燥病,冬季多寒病等。但是,也会在一个季节可有多种邪气致病。

3.六淫致病常与生活地区和环境密切相关 如西北高原地区多寒病、燥病,久居潮湿环境多湿病,高温环境作业多易患火热燥病等。

4.单一性与相兼性 六淫邪气既可单独侵袭人体发病,如寒邪直中脏腑而致泄泻,又可两种以上相兼同时侵犯人体而致病,如风热感冒,寒湿困脾、风寒湿痹等。

5.六淫相互转化 六淫不仅能相互影响,还可在一定条件下发生其病理性质转化,如寒邪可郁而化热,暑湿日久可以化燥伤阴,六淫之邪皆可从热化火等。这种转化与个人身体素质、机体和器官功能密切相关。

在临床上,有些疾病并不是外感,而是因脏腑功能失调而产生的病理反应,出现类似风、寒、湿、燥、火特征的证候,称为内风、内寒、内湿、内燥、内火,合称为"内生五邪"。暑病只有外感,没有内生。内生五邪与外感六淫常相互影响,致病表现有相似之处,故在外感六淫中作简要介绍。《诸病源候论》中记载:"肾脏受邪,虚而不能制小便,津液枯燥""邪在肾,亦令大便难,所以然者,肾脏受邪,虚而不能制小便,则小便利,津液枯燥,肠胃干涩,故大便难。又渴利之家大便亦难。所以尔者,为津液枯竭,致令肠胃干燥。"《圣济总录·卷第九十七》中指出:"若风气壅滞,肠胃干涩,是谓风秘。"

中医学认为,临床上疾病的致病因素颇多,除了外感六淫

（风、寒、暑、湿、燥、火），还有内伤七情（忧、思、喜、怒、悲、恐、惊）等精神因素。七情引起的病变，主要是气的变化，气与血是不可分离的，故病情进一步发展就会影响到血。在临床上，对内伤七情引起的疾病比单纯外感六淫引起的疾病较难治，特别是一些疑难痼疾，如现在常见的癌症等，都与内伤七情、气血凝滞有关。

（二）燥热内结

《景岳全书·秘结》认为，"阳结证，必因邪火有余，以致津液干燥"；《证治准绳·杂病》则认为，"热秘，面赤身热，肠胃胀闷，时欲得冷，或口舌生疮，此由大肠热结"；《圣济总录·卷第九十七》记载，"胃蕴客热，口糜体黄，是谓热秘"；《医灯续焰·卷五·火病脉证第四十九》中写道，"当归龙荟丸 治肝经实火，大便秘结，小便涩滞"，这从治疗上讲出了燥热内结所致的便秘原因。此类便秘多表现为大便干结、小便短赤、腹部胀痛、口臭、口渴、面赤身热。

（三）阴寒固结

《证治准绳·杂病》认为，"冷秘由冷气横于肠胃，凝阴固结，津液不通，胃道闭塞，其人肠内气攻，喜热恶冷，即仲景所谓阴结病也，宜理中汤加官桂、枳壳，吞半硫丸"。《金匮翼·便秘》亦认为，"冷秘者，寒冷之气，横于肠胃，凝阴固结，阳气不行，津液不通"。

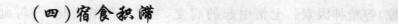

（四）宿食积滞

《圣济总录·卷第九十七》指出，"胃实燥结，时作寒热者，中有宿食也"；《仁斋直指方·卷之十五》讲的更直白："凡人五味之秀者养脏腑，诸阳之浊者归大肠，大肠所以司出而不纳也。今停蓄蕴结，独不得其疏导，何哉……腹胀痛闷，胸痞欲呕，此证结聚，以宿食留滞得之。"

（五）湿热内停

《张氏医通·卷七》记载，"肥人素多痰饮湿热结聚，因病每致大小便不通，腹满不食，气逆喘急，势盛不得不下，有屡下不得通利者，有再三下而始通者，有下之遂利不止者。大抵湿热素盛之人，大便不行，日数虽多，结粪甚少，所下不过溏粪垢腻，甚至骤下不可遏者。多有热去寒起，正气随脱，即变呃逆之证。以此本属湿热，温补仍助本病，苦寒徒乏胃气，每致不可救药。若始先知其湿热痰积，用导痰汤多加姜汁、竹沥，下滚痰丸，甚则下控涎丹，方为合法。若迟则湿热上涌势剧，胃中津液尽变浊秽，虽有合剂，不能取效也。凡大便不通而腹中雷鸣者，下之必无。结粪。盖肥人下后，多有脱泄不止之虞，瘦人汗后，每多干热不止之患，不可不知"。

（六）气机郁结

《金匮翼·便秘》断言："气秘者，气内滞而物不行也。"由于情志不舒、忧愁思虑、久坐少动、久病卧床等，引起气机郁滞，致使大肠传导失职，糟粕内停，而成秘结，即所谓"气内滞而物不行也"。其特点是粪便不结燥，但排出困难，所以又称为气秘。

（七）脏腑不调，三焦不和，冷热并结

《重订严氏济生方》写道："《素问》云：大肠者，传导之官，变化出焉。平居之人，五脏之气贵乎平顺，阴阳二气贵乎不偏，然后津液流通，肠胃益润，则传送如经矣。摄养乖理，三焦气涩，运掉不得，于是乎壅结于肠胃之间，遂成五秘之患。"《诸病源候论·卷之十四》记载，"大便不通者，由三焦五脏不和，冷热之气不调，热气偏入肠胃，津液竭燥，故令糟粕否结，壅塞不通也""大便难者，由五脏不调，阴阳偏有虚实，谓三焦不和，则冷热并结故也。胃为水谷之海，水谷之精化为荣卫，其糟粕行于大肠以出也。五脏三焦既不调和，冷热壅涩，结在肠胃之间。其肠胃本实，而又为冷热之气所结聚不宣，故令大便难也。"

（八）饮食失节

《古今医鉴·卷之八》有言："若饥饱失节，劳役过度，损伤胃气及食辛热味厚之物而助火邪，伏于血中，耗散真阴，津液亏少，故大便燥结。"

（九）阴阳亏虚

1.肾虚 《鸡峰普济方》记载："大便秘滞有三：肾虚水少，胴肠干涩，皆令大肠秘滞。"《圣济总录·卷第九十七》亦载，"肾虚小水过多，大肠枯竭，渴而多秘者，亡津液也"。

2.肾阳不足，失于温煦 《景岳全书·秘结》指出，"凡下焦阳虚，则阳气不行，阳气不行则不能传送，而阴凝于下，此阳虚而阴结也"。

3.脾肺虚 《太平圣惠方·卷第二十九·治虚劳大便难诸方》告知，"夫虚劳之人。脾肺损弱。谷食减少。气血阻隔。阴阳不和。胃气壅滞。上焦虚热。流注大肠。故令秘涩也"。

4.津液干枯、妇人产后亡血及发汗利小便，病后血气未复 《医宗必读·大便不通》记载，"更有老年津液干枯，妇人产后亡血，及发汗利小便，病后血气未复，皆能秘结"。《妇人大全良方·卷之二十三》写到，"产后大便秘涩者何？答曰：产卧水血俱下，肠胃虚竭，津液不足，是以大便秘涩不通也"。

5.血虚 古代中医名家典籍对其病因和慎用药物治疗有独到见解。《证治准绳·杂病》录："血虚津液枯竭而秘结者，脉必小涩，面无精光，大便虽软，努责不出，大剂四物汤加陈皮、甘草、酒红花，导滞通幽汤，益血丹（用当归、熟地黄）。血少兼有热者，脉洪数口干，小便赤少，大便秘硬，润燥汤，活血润燥丸，四物汤加酒芩、栀子、桃仁、红花。"《杂病广要·脏腑类》告诫："或有血虚，脉大如葱管，发热而大便结燥者，慎不可发汗，汗之则重亡津液，闭结而死，医杀之耳。"

6.肺燥 《古今图书集成医部全录·卷九十三》提醒便秘

与肺燥有关，"大便闭结，人以为大肠燥甚，谁知是肺气燥乎？肺燥则清肃之气不能下行于大肠"。

（十）蓄　血

《辨证录·卷之九》记载："人有大便闭结不通，手按之痛甚欲死，心中烦躁，坐卧不宁，似乎有火，然小便又复清长。人以为有硬屎留于肠中也，谁知有蓄血不散乎。夫蓄血之症，伤寒多有之；今其人并不感风寒之邪，何亦有蓄血之病？不知人之气血，无刻不流通于经络之中，一有拂抑，则气即郁塞不通，血即停住不散，于是遂遏于皮肤而为痈，留于肠胃而成痛，搏结成块，阻住传化之机，隔断糟粕之路，大肠因而不通矣。治法宜通大肠，佐之逐秽之味。然而草木之药，可通无形之结，不能通有形之结也。血乃有形之物，必得有形相制之物，始能入其中而散其结，方用抵当汤治之，一剂而大便通，顿失痛楚矣。"

（十一）综合因素

《医学正传·卷之六》认为，便秘"原其所由，皆房劳过度，饮食失节，或恣饮酒浆，过食辛热，饮食之火起于脾胃，淫欲之火起于命门，以致火盛水亏，津液不生，故传道失常，渐成结燥之证"。

(十二)现代中医对便秘病因的归纳

综上所述,古代中医典籍中对便秘病因的论述,不但是劳动人民在千百年生活实践中与疾病抗争的总结,而且是中医学经过千百年临床实践检验和总结提炼的结果。现代中医将其归纳后,主要的是外感寒热之邪,内伤饮食情志,病后体虚,阴阳气血不足等。便秘病位在大肠,并与脾、胃、肺、肝、肾密切相关。脾虚传送无力,糟粕内停,致大肠传导功能失常,而成便秘;胃与肠相连,胃热炽盛,下传大肠,燔灼津液,大肠热盛,燥屎内结,可成便秘;肺与大肠相表里,肺之燥热下移大肠,则大肠传导功能失常,而成便秘;肝主疏泄气机,若肝气郁滞,则气滞不行,腑气不能畅通,而成便秘;肾主五液而司二便,若肾阴不足,则肠道失润,若肾阳不足则大肠失于温煦而传送无力,大便不通,均可导致便秘。其病因病机归纳起来,大致可分如下几个方面。

第一,肠胃积热。素体阳盛,或热病之后,余热留恋,或肺热肺燥,下移大肠,或过食醇酒厚味,或过食辛辣,或过服热药,均可致肠胃积热,耗伤津液,肠道干涩失润,粪质干燥,难于排出,形成所谓"热秘"。如《景岳全书·秘结》曰:"阳结证,必因邪火有余,以致津液干燥。"

第二,气机郁滞。忧愁思虑,脾伤气结;或抑郁恼怒,肝郁气滞;或久坐少动,气机不利,均可导致腑气郁滞,通降失常,传导失职,糟粕内停,不得下行,或欲便不出,或出而不畅,或大便干结而成气秘。如《金匮翼·便秘》曰:"气秘者,气内滞而物不行也。"

第三,阴寒积滞。恣食生冷,凝滞胃肠;或外感寒邪,直中肠胃;或过服寒凉,阴寒内结,均可导致阴寒内盛,凝滞胃肠,传导失常,糟粕不行,而成冷秘。如《金匮翼·便秘》中指出,"冷秘者,寒冷之气,横于肠胃,凝阴固结,阳气不行,津液不通"。

第四,气虚阳衰。饮食劳倦,脾胃受损;或素体虚弱,阳气不足;或年老体弱,气虚阳衰;或久病产后,正气未复;或过食生冷,损伤阳气;或苦寒攻伐,伤阳耗气,均可导致气虚阳衰,气虚则大肠传导无力,阳虚则肠道失于温煦,阴寒内结,便下无力,使排便时间延长,形成便秘。如《景岳全书·秘结》曰:"凡下焦阳虚,则阳气不行,阳气不行则不能传送,而阴凝于下,此阳虚而阴结也。"

第五、阴亏血少。素体阴虚,津亏血少;或病后产后,阴血虚少;或失血夺汗,伤津亡血;或年高体弱,阴血亏虚;或过食辛香燥热,损耗阴血,均可导致阴亏血少,血虚则大肠不荣,阴亏则大肠干涩,肠道失润,粪便干结,便下困难,而成便秘。如《医宗必读·大便不通》说:"更有老年津液干枯,妇人产后亡血,以及发汗利小便,病后血气未复,皆能秘结。"

上述各种病因病机之间常常相兼为病,或互相转化,如肠胃积热与气机郁滞可以并发,阴寒积滞与阳气虚衰可以相兼;气机郁滞日久化热,可导致热结;热结日久,耗伤阴津,又可转化成阴虚等。然而,便秘总以虚实为纲,冷秘、热秘、气秘属实,阴阳气血不足所致的虚秘则属虚。虚实之间可以转化,可由虚转实,可因虚致实,而虚实并见。总之,形成便秘的基本病机是邪滞大肠,腑气闭塞不通或肠失温润,推动无力,导致大肠传导功能失常。(罗照春)

13

四、中医对便秘的诊断

（一）便秘的诊断标准

中医学对便秘的认识，肇端于《内经》，发展于金元，完善于明清。纵观各医家之言，所谓便秘，是指粪便在肠内滞留过久，秘结不通，排便周期延长；或周期不长，但粪质干结，排出艰难；或粪质不硬，虽有便意，但便而不畅的病症。

1.诊断标准

（1）排便周期延长，秘结不通，排便频率减少，在不使用泻药的情况下，每3～4天或更长的时间排便1次。

（2）周期不长，但粪质干燥，量少且硬，排出艰难，常有直肠胀感。

（3）粪质不硬，虽有便意，但排便不畅，常有排便不净感。

随着社会人口老龄化的趋势，饮食结构的改变，以及精神心理和社会因素影响等，便秘已成为影响人们生活质量的重要病症。对一组健康人的调查结果表明，排便习惯多为每日1～2次或1～2日1次（60％），其粪便多为成形或软便；少数健康人的排便次数可达1日3次（30％），其粪便半成形；3天1次（10％），呈腊肠样硬便。

中医学认为，由于个体差异，每个人的情况亦有不同，不能以排便周期和次数作为便秘诊断标准。必须根据以上3个标准，结合本人平时排便习惯，才能明确诊断。如便秘超过6

个月即为慢性便秘。

2.便秘的类型

（1）无张力性便秘：因大肠肌肉失去原有敏感性或紧张力，致使推动粪便的蠕动缓慢，使粪便通过大肠时花费了过多的时间，以致水分被吸收掉而粪便变硬、变粗，造成排便困难。此型多见于年老体弱、多次妊娠、营养不良、肥胖及运动过少者。此外，无定时排便习惯者，食物质地过细、纤维素过少，以及饮食中缺乏碳水化合物、脂肪、水分、B族维生素等，均可引起便秘。

（2）痉挛性便秘：因肠道神经末梢被过度刺激，使大肠及结肠的肠壁肌肉过度紧张或痉挛收缩，引起粪便成为小粒状或像铅笔那样的细条状（粪便通过痉挛部位时，有疼痛感觉），这种便秘一段时间之后会出现腹泻，可发生便秘与腹泻交替出现。常见的原因有患胃肠道疾病或某种神经失调，食用过于粗糙的食物，以及使用泻药过量、过久。

（3）阻塞性便秘：因大肠病变引起肠道的一部分变细，或因肿瘤压迫肠道而引起肠道狭窄而阻碍粪便的通过。例如，粪便过度壅塞于直肠、乙状结肠，可出现左下腹胀痛和压痛，并有欲便不畅感。

（4）伴随性便秘：因药物的不良反应（如镇痛药、抑制胃肠运动药、止咳药、麻药、安眠药等都可引起便秘）和妊娠产生的下腹部压迫等原因所伴随出现的便秘。

（二）便秘的诊断方法

1.有针对性的必要检查项目

（1）肠镜检查：对45岁以上、有长期便秘史、短期内症状加重的患者应进行肠镜检查，以排除大肠肿瘤的可能；对于长期滥用泻药者，肠镜可确定是否存在泻药性结肠和（或）结肠黑变病；对伴有便血等症状患者，肠镜可确定是否有息肉、肿瘤等病变。

（2）钡剂灌肠造影：有助于先天性巨结肠的诊断。必要时进行肛门指诊。

特殊的检查方法还包括：胃肠通过试验、直肠及肛门测压、直肠-肛门反射检查、耐受性敏感性检查、气囊排出试验、盆底肌电图、阴部神经潜伏期测定试验及肛管超声检查等，这些检查只在难治性便秘时选择。

2.便秘常用的检查方法

（1）粪便常规和隐血，应为常规检查。

（2）有关生化和代谢方面的检查。如果临床表现提示症状是由于炎症、肿瘤或其他系统性疾病所致，就需要做血红蛋白、血沉、相关生化等检查（如甲状腺功能、血钙、血糖及其他相关检查）。

（3）肛门直肠检查，可以了解有无肿块和肛门括约肌的功能。

（4）结肠镜检查或钡灌肠，有助于确定有无器质性病因。特别是当近期出现粪便习惯改变、粪便中带血或其他报警症状（如体重下降、发热）时，建议全结肠检查以明确是否存在器质性病变(如结肠癌、炎症性肠病、结肠狭窄等)。

(5)胃肠传输试验,对判断有无慢传输很有帮助,常在48小时和72小时拍片。

(6)排粪造影,能动态观察肛门直肠的解剖和功能变化。排粪造影可评估直肠排空速度及完全性、肛直角及会阴下降程度。此外,排粪造影可发现器质性病变,如巨大的直肠突出、直肠黏膜脱垂或套叠等。

(7)肛门直肠测压,能检查肛门直肠功能有无障碍。

(8)24小时结肠压力监测,对是否手术有一定的指导意义。如缺乏特异的推进性收缩波,以及结肠对醒来和进餐缺乏反应,均表明为结肠无力,可考虑手术切除。

(9)肛门测压结合超声内镜检查,能显示肛门括约肌有无力学上的缺失和解剖上的缺损,可为手术提供线索。

(10)应用会阴神经潜伏期或肌电图检查,能分辨便秘是肌源性还是神经源性。

(11)对伴有明显焦虑和抑郁的患者,应做相关的调查,并判断和便秘的因果关系。

以上各项检查需要医生针对患者个人病情来选择,并不是检查项目越多越好。无必要的检查项目,最好不做。

(三)便秘的诊断要点

多数便秘患者可没有其他直接因便秘而引起的兼证。但部分患者,由于便秘腑气不通,浊气不降,往往也可伴有头痛头晕,腹中胀满,甚则疼痛,脘闷嗳气,食欲减退,睡眠不安,心烦易怒等症状。长期便秘,还可引起痔疮。排便时努挣太甚,

还可导致肛门裂伤。中医对便秘的诊断主要表现在辨证论治上,将便秘分为:

1.肠胃积热 为嗜酒、辛辣而致胃肠积热,或伤寒热病后,余热留恋,津液耗伤,而致肠道失润而发病。

2.气机郁滞 思虑情志不舒,久坐少动,致气机郁滞,失于宣达而通降失常,传导失职,糟粕内停,不得下行,而成便秘。

3.气血阴津亏虚 劳倦内伤,病后、产后及老年体虚,而成津亏、气虚、血虚或气血两亏。气虚则大肠传导无力。

4.阴寒凝滞 阳虚体虚或高年体弱则寒生滞肠,寒凝阻阳,津液不行,肠道蹇涩,失于传送而成便秘。

(宋恩峰 刘 蒙)

五、中医对便秘的调治

(一)中医对便秘的调治原则

中医治疗疾病是以"治病求本,审证求因"为原则。正如"实则泻之、虚者补之"体现的是"扶正祛邪"的原则。对治疗便秘也应如此。总体说来,治法有三:一为通下法,二为补虚法,三为通补兼施法。但都是围绕调和阴阳、补虚泻实之法,同时予以"保胃气,存津液",合理投药,反对滥用攻泻,以致伤气耗津。《圣济总录》中指出,"阴阳之气不平,寒热相胜,或气实塞而不通,或气虚损而遗泄,或燥而结或热而秘,皆阴阳不和之病也"。便秘的治疗应针对不同病因采取相应的治法。实秘为邪滞肠胃,壅塞不通所致,以祛邪为主,用以泻热、温散、通导之法,使邪去通便;虚秘为肠失润养,推动无力而致,故以扶正为先,用以益气温阳、滋阴养血之法,使正盛通便。无论临床病因为寒、热、虚、实,阴、阳、气、血何型便秘,都应审因论治,辨证选方,随证加减。同时嘱患者,调饮食,适寒热,畅情志,慎起居,方可药到病除。

（二）中医强调便秘分证施治

1.中医调治便秘必究其源　对于便秘的治疗,中医学历来都主张"必究其源",即根据不同病因,分证治之。金元时期的名医李东垣在《兰室秘藏》中强调:"结燥之病不一,有热燥,有风燥,有阳结,有阴结,又有年老气虚津液不足而结燥者。治法云:肾恶燥,急食辛以润之,结者散之,如少阴不得粪便,以辛润之,太阴不得粪便,以苦泄之,阳结者散之,阴结者温之。仲景云:小便利而粪便硬,不可攻下,以脾约丸润之。食伤太阴,腹满而食不化,腹响,然不能粪便者,以苦药泄之。如血燥而不能粪便者,以桃仁、酒制大黄通之。风结燥而粪便不行者,以麻子仁加大黄利之。如气涩而粪便不通者,以郁李仁、枳实、皂角仁润之。"他还强调:"昼则难便,行阳气也;夜则难便,行阴血也。故虚人粪便燥秘不可过泄者,脉浮在气,用杏仁、陈皮;脉沉在血,用桃仁、陈皮;所以俱用陈皮者,以手阳明与手太阴为表里也。贲门上,主往来,魄门下,主收闭。故王氏言,肺与大肠为通道也。"

2.中医治疗便秘忌妄用攻下法 历代中医名家均认为，治便秘不可妄用攻下法，徒伤津液。这些中医大家反复强调了滥用攻下泻药，给患者健康带来的危害将不堪设想。如下的古文内容，可能读起来费劲，不太好懂，但若认真细读和品评之后，会感到对便秘的调治是十分必要和有益的。

金元名医李东垣在《兰室秘藏》中，对妄用攻下法具体强调说，"不可一概用巴豆、牵牛之类下之，损其津液，燥结愈甚，复下复结，极则以至导引于下而不通，遂成不救"。

元代医学家危亦林（1277—1347年）在《世医得效方·秘涩》中提出，对于老年人的便秘，不可用大黄。他指出："老人脏腑秘，不可用大黄，老人津液少，所以脏腑秘涩，更服大黄以泻之，津液皆去，定必再秘甚于前，只可服宽润大肠之药，如《养生必用方》二仁丸是也，更用槐花末煎汤淋洗亦妙。"

明代医学家更明确地指出了妄用攻下之害。中医典籍《证治准绳·杂病》告知人们，"如妄以峻利药逐之，则津液走，气血耗，虽暂通而即秘矣"；《医学正传·秘结》中指出，下法对有些患者可导致死亡等严重后果"或有血虚，脉大如葱管，发热而粪便结燥者，慎不可发汗，汗之则重亡津液，闭结而死，医杀之耳"。

明代杰出医学家、温补学派的代表人物张景岳（1563—1640年）在《景岳全书·卷之三十四天集》中具体指出："秘结证，凡属老人、虚人、阴脏人，及产后、病后、多汗后，或小水过多，或亡血、失血、大吐、大泻之后，多有病为燥结者。盖此非气血之亏，即津液之耗，凡此之类，皆须详察虚实，不可轻用芒硝、大黄、巴豆、牵牛、芫花、大戟等药，以及承气、神芎等剂，虽今日暂得通快，而重虚其虚，以致根本日竭，则明日之结必将更甚,愈无可用之药矣。况虚弱之辈,幸得后门坚固,最是寿征,虽有涩滞,亦须缓治,但以养阴等剂渐加调理,则无有不润。故病家医家,凡遇此类,切不可性急欲速,以自取其败,而致悔无及也。"

明末医学名家李中梓(1588－1655年)在《医宗必读·卷之九》中指出:"每见江湖方士,轻用硝黄者十伤四五,轻用巴豆者十伤七八,不可不谨也,或久而愈结,或变为肺痿吐脓血,或饮食不进而死。"(罗照春)

(三)中医对便秘的分证施治方剂

1.实秘

(1)热秘

证候:粪便干结,腹胀腹痛,面红心烦,口干口臭或口舌生疮,小便短赤,舌红,苔黄燥,脉滑数。

病机:肠腹燥热,津伤便结。

治法:泄热导滞,润肠通便。常用药物:麻子仁20克,白芍20克,枳实15克,大黄10克,厚朴15克,杏仁10克,生地黄15克,麦冬10克,玄参10克,虎杖20克等。

用法用量:中药水煎法,煎为汤剂,分早晚服用,连用1～3服,通便即停服。

(2)气秘

证候:粪便干结,或不甚干结,欲便不得出,或便而不畅,肠鸣矢气,腹中胀痛,嗳气频作,纳食减少,胸胁痞满,舌苔薄腻,脉弦。

病机:肝脾气滞,腑气不通。

治法:顺气导滞。常用药物:沉香5克,木香10克,槟榔10克,乌药10克,枳实15克,大黄10克,柴胡10克,香附10克,白芍10克,陈皮10克等。

用法用量:中药水煎法,煎为汤剂,分早晚服用,连用1～3服,通便即停服。

(3)冷秘

证候:粪便艰涩,腹中拘急,胀满拒按,胁下偏痛,手足不温,呃逆呕吐,舌苔白腻,脉弦紧。

病机:阴寒内盛,凝滞肠腹。

治法:温里散寒,通便止痛。常用药物:大黄6克,附子6克,锁阳10克,肉苁蓉15克,枳实15克,厚朴10克,干姜6克等。

用法用量:中药水煎法,煎为汤剂,分早晚服用,连用1～3服,通便即停服。

2.虚秘

(1)气虚证

证候:粪便并不干硬,虽有便意,但临厕努挣乏力,挣则汗出短气,便后乏力,神疲,倦怠懒言,舌淡苔白,脉弱。

病机:脾肺气虚,传送无力。

治法:益气润肠。常用药物:黄芪30克,陈皮10克,麻仁20克,白蜜30克,党参10克,白术30克,甘草10克,当归15克,升麻10克,柴胡6克等。

用法用量:中药水煎法,煎为汤剂,分早晚服用,连用1～3服,通便即停服。

(2)血虚证

证候:粪便秘结,面色无华,头晕目眩,心悸气短,健忘,唇甲色淡,舌淡苔白,脉细或细弱。

病机:血液亏虚,肠道失荣。

治法:养血润燥。常用药物:当归15克,生地黄15克,麻仁20克,桃仁10克,枳壳10克,黄芪15克,党参10克等。

用法用量:中药水煎法,煎为汤剂,分早晚服用,连用1~3服,通便即停服。

(3)阴虚证

证候:粪便干结,状如羊屎,头晕耳鸣,形体消瘦,心烦少寐,两颧红赤,或潮热盗汗,腰膝酸软,舌红少苔或无苔,脉细数。

病机:阴津不足,肠失濡养。

治法:滋阴通便。常用药物:玄参10克,麦冬10克,生地黄15克,麻仁20克,柏子仁15克,瓜蒌仁30克,熟地黄15克,山药10克,茯苓15克,牡丹皮10克,泽泻15克,山茱萸15克等。

用法用量:中药水煎法,煎为汤剂,分早晚服用,连用1~3服,通便即停服。

(4)阳虚证

证候:粪便干或不干,排出困难,小便清长,面色㿠白,四肢不温,腹中冷痛,喜温喜按,腰膝酸冷,舌淡苔白,脉沉迟。

病机:阳气虚衰,阴寒凝滞。

治法:温阳润肠。常用药物:当归15克,牛膝30克,肉苁蓉15克,泽泻15克,升麻10克,枳壳10克,木香10克,干姜6克等。

用法用量:中药水煎法,煎为汤剂,分早晚服用,连用1~3服,通便即停服。

(宋恩峰 刘 蒙)

第二章 便秘调养概要

排便有一个复杂的过程。正常健康人在排便时,首先是产生便意,第二是排便动作。人在进餐后,通过胃结肠反射,结肠运动增强,粪便向结肠远端直肠推进,直肠被充盈时肛门内括约肌松弛,同时肛门外括约肌收缩,使直肠腔内压力升高,当刺激超过阈值(阈值又称阈强度,是指释放一个行为反应所需要的最小刺激强度)时,就会引起便意。这种便意的冲动,沿盆神经、腹下神经传至腰骶部脊髓的排便中枢,再上行经丘脑到达大脑皮质,若排便环境允许,耻骨直肠肌和肛门内外括约肌均松弛,两侧肛提肌收缩,腹肌和膈肌也协调收缩,腹压增高促使粪便排出体外。便秘,是因为在排便的过程中,某个方面、某个环节出现了偏差或问题后才发生的。

便秘大致分为功能性便秘和器质性便秘两种类型。功能性便秘是在没有疾病原因的情况下发生的。器质性便秘是因为某种疾病所致,使得粪便难以通过肠管而引起的便秘。无论男女老少,每个人都有便秘的经历,在一般情况下,绝大多数人的便秘属功能性便秘。虽然一般便秘对身体健康无多大妨碍,但如果长期不管不问,危害就会越来越大。

在日常生活中,许多人不把便秘当回事。他们不了解,长期便秘,因粪便在肠道停滞的缘故,会产生许多有害物质。这些有害物质被肠吸收后,将会带来一些不良影响,严重损害人体健康。便秘常引起人们情绪的改变,如心烦意乱,注意力涣散,影响日常生活与工作。虽说便秘不会让人致命,但它却能诱发很多疾病的发生和发展,造成损害身体健康,甚至造成致命的间接原因。例如,我们在排便时,因为用力,血压会比平常升高。血压正常的人排便时,血压比平时上升10~20毫米汞柱。若有高血压的人,因为便秘,在排便时用力过大,常发生血压突然升高,以致昏倒在厕所里。尤其是冬天气温低,在血管收缩、血压较高的情况下,这种事故最容易出现。特别是中老年高血压病人,若有便秘,常常会因排便用力,促使血压猛然冲高而诱发脑血管意外,造成残疾和死亡。国内外许多研究已经证明,长期的便秘可使肠道细菌发酵而产生致癌物质,刺激肠黏膜上皮细胞,导致异形增生,易诱发癌变;便秘可引起肛周疾病如直肠炎、肛裂、痔疮等;因排便困难可直接引起或加重肛门直肠疾病;较硬的粪块阻塞肠腔使肠腔狭窄及压迫盆腔周围结构,阻碍了结肠蠕动,使直肠和结肠受压而造成血液循环障碍,还可形成粪性溃疡,严重者可引起肠穿孔;也可发生结肠憩室,肠梗阻,胃肠神经功能紊乱(如食欲缺乏、腹部胀满、嗳气、口苦、肛门排气多等);便秘还可诱发肠道外的并发症,如脑卒中,影响大脑功能(记忆力下降、注意力分散、思维迟钝),性生活障碍等;在肝性脑病、乳腺疾病、阿尔茨海默病等疾病的发生中也起重要不良作用。

　　对器质性便秘的治疗,必须通过治疗诱发这种便秘的某种疾病才能改善便秘症状。对功能性便秘的治疗方法虽然很多,但效果一般都是暂时的,或不能彻底解决问题。然而,调养却能从根本上解决这些"功能性便秘"的问题。便秘须三分治疗,七分调养。

一、便秘的自我诊断

（一）观察识别排便细节

观察粪便的"颜色""形状""硬度"等状况，是自我诊断是否便秘的简单易行办法。大便的颜色、硬度和形状，可分为6种类型：

1.圆柱状（痉挛性便秘） 水分含量低于70％。

2.坚硬状（迟缓性便秘） 水分含量低于70％。

3.香蕉状（情况良好） 颜色黄，水分含量70％～80％。

4.半膏状（软便） 水分含量高于80％。

5.泥状（腹泻） 水分含量超过80％。

6.水状（腹泻） 水分含量高达90％以上。

（二）分清自身便秘症状

观察掌握了粪便的颜色、硬度和形状，如同掌握一个被认识对象的特征，可以辨认它。我们也可以根据粪便的某些特征弄清自身是不是有便秘症状。

粪便的硬度，是由其所含水分比率决定的，正常粪便含有70％～80％的水分。水分超过80％就是半膏状软便和泥状腹泻便；水分高达90％以上，粪便就会呈水状；若是便秘，水分含量就低于70％，呈圆柱状或坚硬状类型。

通常,粪便在大肠中以时速 10 厘米的速度移动。如果是痉挛性便秘,速度就会减缓,水分也会减少,排出来的粪便就像兔子屎或羊粪,又小又硬。

人在便秘时,粪便会卡在肛门,跟在后面的粪便有时就受到妨碍而无法通过。这样就会很牢地黏附在肠的肉褶之间。这种肠道内停滞的粪便,就成为妨害肠功能的累赘。即便停滞于肠道内的粪便排出,此时肠道也并未吸收水分,所以经常会排出软便;由于粪便呈半膏状或泥状,我们往往会误以为是腹泻。但从医学角度讲,这也属于一种便秘。

粪便的粗细以 2~3 厘米为标准。在粪便的 6 种类型中,通常情况下,便秘时排出的粪便是圆柱状、坚硬状;腹泻时排出的粪便是半膏状、泥状或水状;健康状态最好时,排出的粪便是香蕉状。香蕉状是排出时的形状,如果一次排出量大,有时在马桶中会盘卷成一团。如果粪便是软的,会呈现半膏状黏呼呼的圆锥形;但若是保持某一硬度,形状就会像盘绕的蛇一样,根本看不出香蕉的形状。粪便的粗细会因食量而有所不同,其一般标准的最大直径大概 2~3 厘米,长度约为 15 厘米,正像一根香蕉,重量大约 100 克。一天排出 2 根半左右是较理想的排便量。当然,也不会每天都能有规律地排出固定量的粪便。

读完以上内容,你对自身便秘与否,能大致做出判断吗?

(三)掌握便秘其他特征

发生便秘的原因复杂而多种多样,因此各种原因的便秘特征也不尽相同。我们掌握如下的便秘特征,可以大致了解自己是什么原因引起的便秘。

1.便秘与腹泻交替出现　时而便秘,时而腹泻,这种便秘与腹泻交替出现的情况,可见于肠道功能紊乱性疾病——肠易激综合征,也可以发生在肠结核或克罗恩病患者身上。肠易激综合征是一种以腹痛或腹部不适,并伴有排便习惯改变为特征的功能性肠病,好发于中青年人群,多有精神因素和感觉异常,病程长达数年至数十年,但全身健康状况却不受多大影响。肠结核往往有右下腹痛、包块、结核中毒症状(午后低热)、消瘦、贫血和肠道外结核的症状等,抗结核治疗有效。克罗恩病又称为"局限性肠炎""节段性肠炎""慢性肠壁全层炎"等。其特点为病因未明,多见于青年人,表现为肉芽肿性炎症病变,合并纤维化与溃疡,可侵及全胃肠道的任何部位,包括口腔、肛门,病变呈节段性或跳跃性分布,并可侵及肠道以外,特别是皮肤,临床表现因病变部位、范围及程度不同而多样化。克罗恩病引起的便秘也可以有上述类似的症状,要明确诊断主要依靠 X 线及肠镜检查,病理活检可以确诊。

2.便秘时伴有腹痛　如果便秘伴有明显的腹痛,首先需要排除是否存在肠道梗阻。完全性肠梗阻的典型症状有腹痛、腹胀、恶心、呕吐、肛门停止排气;如果是不完全性肠梗阻,粪便虽然不通,但是肛门还有排气。肠梗阻除了会出现以上症状,有时还可以看到腹部膨隆胀气、肠型,听到活跃的肠鸣音或者肠鸣音完全消失,腹部有明显的压痛,有时甚至可以摸到包块。

3.便秘伴有腹部包块　便秘伴有左下腹部包块可能有粪块、痉挛的结肠或结肠肿瘤这 3 种情况。如果包块呈条索状,排便后消失,往往是粪块;如果包块呈腊肠形状,表面光滑,揉压可以消失,往往提示是痉挛的结肠;如果包块质地硬、位置固定,无论是便后或是揉压包块,都不能使之消失,这种情况千万不能轻视和马虎,应该及时到医院普通外科或消化内科看专家门诊,进行必要的检查,以明确是否为结肠肿瘤。

4.便秘伴有身体消瘦 便秘伴有身体消瘦是一个不可忽视的重要症状。如果同时出现贫血,粪便性状改变,应该考虑结肠肿瘤的可能,一定要即时到医院看专家门诊和做必要的相关检查。中老年人出现便秘同时伴有消瘦,并有糖尿病家族史者,应该去医院查血糖,了解有无糖尿病,以便及时治疗原发疾病。

5.粪便性状有一定改变 粪便呈黑色,柏油样,粪便隐血阳性,提示消化道出血。粪便形状变细,警惕大肠肿瘤,血便也是大肠癌的一个突出表现。但是,鲜血滴在粪便的表面应该与痔疮出血、肛裂相鉴别。粪便坚硬如块粒,状如羊粪,可能是结肠痉挛后的粪便。

(四)常见便秘诊断标准

人们的排便习惯没有一个固定模式,个体间差异较大。健康人正常排便习惯多为每日 1～2 次,个别可能 1～2 日一次,粪便能成形或较软。

便秘的一般诊断标准是:粪便量少、质硬、排出困难;或伴有长时间用力排便,有直肠胀感、排便不尽感,甚至需用手法帮助排便;在不使用泻药的情况下,7 日内自发性排空粪便不超过 2 次或长期无便意。

1.对慢性便秘的诊断 近年来提出了量化的指标:即在

不用通便药的情况下,具备在过去 12 个月中至少 12 周连续或间断出现以下 2 个或 2 个以上症状。

(1)多于四分之一时间有排便费力。

(2)多于四分之一时间有粪便呈团块或硬结。

(3)多于四分之一时间有排便不尽感。

(4)多于四分之一时间在排便时有肛门阻塞感或肛门直肠梗阻。

(5)多于四分之一时间有排便需用手法协助。

(6)多于四分之一时间有每周排便少于 3 次。

2.疾病诱发便秘的诊断　对慢性便秘病人的诊断还应包括便秘的病因(或诱因)、程度及便秘类型。如能了解与便秘有关的累及范围(结肠及肛门直肠)、受累组织(肌病或神经病变)、有无局部结构异常及其和便秘的因果关系,则对制订治疗方案和预测疗效均非常有用。对有报警征象(如便血、腹痛、腹块、贫血、消瘦等)的便秘病人,应强调病因调查;对难治性便秘又缺乏报警征象者,则应强调确定便秘类型的重要性。

3.疾病诱发便秘的诊断标准

(1)结肠梗阻性便秘

①除便秘外,患者常有腹胀、腹痛、恶心与呕吐等症状。

②结肠肿瘤、肠粘连等慢性肠梗阻者,起病较缓慢,便秘呈逐渐加重,少数左半结肠癌患者粪便还可变细;如为急性肠梗阻者,则起病多较急骤,病情较重,腹痛、恶心、呕吐等症状较便秘更为严重;急性肠系膜血管梗死或血栓形成等缺血性肠病患者,也以剧烈腹痛为首发症状,可伴有恶心、呕吐及便秘等症状,但患者常有血便。

③X 线腹部平片如发现阶梯状液平,则对肠梗阻的诊断

有重要帮助。

④X线钡剂灌肠或结肠镜检查可发现息肉、癌症等病变。

（2）肠易激综合征（便秘型）

①便秘会受到情绪紧张或忧虑等因素的影响。患者常有阶段性的腹泻史，仅少数患者只以便秘为主要表现。

②钡剂灌肠检查有时可发现部分肠段呈痉挛性改变，但肠壁光滑。

③结肠镜检查有时发现肠镜通过痉挛肠管时较困难，且患者有疼痛等不适感，但无明显器质性病变。

（3）张力减退性便秘

①多见于老年人，有内脏下垂或长期营养不良者。便秘系因肠蠕动功能减弱所致，其中不少患者有长期使用泻药史。

②口服钡剂检查时，见钡剂通过小肠、结肠的时间明显延长。

③结肠转运时间测定。通常采用 Bouchoucha 方法，测定不透 X 线的标记物在结肠的通过时间（DTT），当标记物在 72 小时后仍未排出体外时，可考虑为慢传输型便秘。

④结肠镜检查常无器质性病变。

（4）直肠性便秘

①多因有肛裂、瘘管、痔核等肛周病变，患者排便时有疼痛感，故而惧怕排便，久而久之缺乏便意，排便反射迟钝而发生便秘，使粪便积聚在直肠内，每次粪便较粗且硬，有时粪便外面带有鲜血。

②少数患者粪便干结如栗子状，同时有左下腹隐痛，多系乙状结肠痉挛所致。

③肛诊时可发现肛周痔核、肛裂及肛瘘等病变。

④钡剂灌肠时可见到痉挛的结肠呈狭窄状,但肠壁光滑无缺损。

⑤直肠、肛门内压力测定及直肠内肌电图测定。当压力或肌电图出现异常,则有助于对出口梗阻型便秘的诊断。

⑥结肠镜检查除见到肛周病变外,直肠及上端结肠均无器质性病变。

(五)常见便秘检查手段

1.实验室检查　粪便检查,应观察便秘者排出粪便的形态及有无黏液或血液黏附。直肠性便秘为大块质硬的粪便,由于常伴直肠炎症及肛门损伤,粪便常有黏液及少量血液黏附。中老年患者经常出现少量血液时,应特别注意大肠癌。结肠痉挛性便秘者,粪便坚硬如羊粪状。肠易激综合征者常排出多量的黏液,但黏液中极少有红细胞、白细胞。

2.其他辅助检查

(1)直肠指检:应仔细观察有无外痔、肛裂及肛瘘等病变,触诊时需注意有无内痔,肛门括约肌有无痉挛、直肠壁是否光滑,有无溃疡或新生物等。

(2)X线钡剂灌肠检查及腹部平片:X线钡剂灌肠检查对结肠、直肠肿瘤、结肠狭窄或痉挛、巨结肠等病变的诊断有较大帮助,对结肠的运动功能(蠕动)也可有较全面的了解;X线腹部平片如发现多个阶梯状液平,则对肠梗阻的诊断有重要帮助。

(3)结肠镜检查:结肠镜检查对引起便秘的各种结肠病变,如结肠、直肠癌、肠腔内息肉等器质性肠腔狭窄等病变的诊断有极大意义,结合活组织病理检查,可获得确诊。

(六)诱发便秘主要疾病

1.肛门、直肠附近疼痛性病变 在患有肛裂、肛瘘、肛门周围脓肿、直肠炎或直肠溃疡、巨大内痔或内痔合并感染、出血等病变时,均可引起肛门括约肌痉挛或者患者惧怕排便,使排便反射消失而导致便秘。

2.结肠梗阻性病变 肠扭转、肠粘连、肠套叠、肠寄生虫病、肠肿瘤、肠系膜血管栓塞或血栓形成等疾病均可导致肠梗阻,使梗阻上端的粪便不能通过梗阻部,故可导致便秘。

3.肠道运动反射性抑制 即肠道的正常蠕动功能显著减弱,可见于内脏炎症性疾病,如阑尾炎、急性胰腺炎、胆囊炎、腹膜炎、急性继发性巨结肠等,多系同时发生肠麻痹所致,胆石症、肾结石等疼痛性疾病有时也可发生便秘。

4.服用某些药物 治疗胃肠道疾病和其他某种疾病,在服用氢氧化铝、阿托品、土霉素及碱式碳酸铋(次碳酸铋)、硫糖铝等药物后,可发生便秘。

5.慢性结肠梗阻 如结肠狭窄,良性或恶性大肠肿瘤,大网膜粘连综合征(横结肠受牵拉而形成锐角,导致内容物通过困难)及其他慢性结肠梗阻性疾病。

6.先天性巨结肠 便秘系因肠腔高度扩张、肠麻痹、肠肌肉收缩、蠕动功能消失所致。另外,虽不是巨结肠,但为先天性无肛新生儿,因粪便没有出口,必然便秘。经手术治疗后即可解除排便问题。

7.肠道外病变压迫 尤其是直肠、乙状结肠外病变压迫,例如,盆腔肿瘤、卵巢囊肿、前列腺肿瘤、腹腔内巨大肿瘤或肿块、腹水等,均可压迫肠道而致便秘。

8.脑与脊髓病变 如脊髓炎、各型脑炎、脑肿瘤等,可使排便的正常反射弧发生障碍而致便秘。

9.慢性铅、砷、汞与磷等中毒 中毒后可使排便反射消失而致便秘。

10.慢性全身性疾病 如黏液性水肿、甲状腺功能减退症等,可因排便感觉消失,排便反射迟钝而致便秘。

(罗照春)

二、常见便秘调养原则

(一)科学的饮食习惯

科学地进行饮食调节是防治便秘最根本而简单易行的方法,长期注重科学的饮食习惯是防治便秘的长久之计。

1.要坚持适量的饮食 有研究报道,胃结肠反射与进食的量有关,4184 焦(1 000 卡)膳食可刺激结肠运动,1464.4 焦(350 卡)则无此作用。饮食的量能决定粪便的多少。有适宜的饮食量才能足以刺激肠蠕动,使粪便正常通行,排出体外。各人的饭量不一样,只要有八成饱左右就算适宜,但强调早餐一定要吃饱。只有吃饱了饭,才能顺畅排便。如果饥一餐饱一餐,易打破排便规律,导致便秘。

2.饮食量的质要依据科学搭配 饮食的质量决定粪便的

好坏。主食要纠正"食不厌精"的老观念,食物不要太精细,要坚持吃些粗粮和杂粮。因为这些五谷杂粮不仅有较多营养素,还有很高的纤维素含量,消化后残渣多,可以增加对肠管的刺激量,利于粪便运行。副食要注意适当吃富含纤维素的蔬菜。正常人每千克体重需要 90~100 毫克纤维素来维持排便通畅。纤维素不易被消化吸收,残渣量多,可增加肠管内的容积,提高肠管内压力,增加肠蠕动,有利于排便。

3.要保持人体内的水分充足 体内的水分是否充足能决定粪便的软、硬。有人提倡"每天要喝 8 杯水",这样说虽然不准确,但却能让人们注意要多喝水,保持体内充足的水分。尤其是重体力劳动者、运动量大的人和身处高温环境的人,出汗多,呼吸量大,因而水分消耗多,肠管内水分必然被大量吸收。在这种情况下,只有多喝水,才能预防粪便干燥。另外,早饭前或起床后喝一杯水有轻度通便作用。足量饮水,使肠道得到充足的水分有利于肠内容物的通过。

4.要常吃利于通便的食物 我们如果有便秘,就要戒烟、忌酒、浓茶、咖啡,最好不要吃辛辣食物和炸、烤、熏食物;慎用温、热性食物(如羊肉);不可食用具有收敛作用的食物(如石榴、梅子等)。经常适当吃些利于通便的食物是治疗和预防便秘的关键。在日常饮食中,要注意适量吃些富含纤维素、微量元素的新鲜蔬菜、水果和天然未经加工食品,如糙米、豆类、芹菜、核桃、香蕉、柚子、胡萝卜、红薯等。香蕉、红薯能增加粪便量,有通肠作用;核桃仁、花生仁、芝麻等含脂肪多的食物有润肠作用;蜂蜜对肠道有润滑作用,每天早起后空腹喝温开水冲的蜂蜜,能让人较快有便意感。

便秘的饮食调养,说到底是饮食结构科学合理与否的问题。据有人观察,不少庙、寺中高龄道士、和尚的饮食结构就比较科学、合理。他们的粪便几近健康婴幼儿的香蕉样粪便,从不便秘。而我们大部分人的粪便多呈黑色或褐色,最大的原因在于肉类、脂肪和精细食品过多的饮食结构和欧美式的饮食。

（二）良好的生活方式

一个人良好的生活习惯,在一定程度上能够决定这个人的健康状况,对防治便秘也同样如此。

1.养成良好的排便习惯 每个人都有各种习惯,排便也不例外。正常情况下,人们排便都能不自主地定时排出,无论是每日 1 次或 2 次,到一定时间就要如厕,有的是在早晨,有的是在晚上,有的是在饭前或饭后,这是人体生物钟使然。如果你经常因种种原因,有了便意不上厕所,拖延下去,或者在排便时拿着书报看、听音乐等,分散精力,长时间随意蹲着,这同样会造成便意消失而诱发便秘。时间长了就会破坏平时自然形成的良好排便习惯,可使排便反射减弱,粪便含水量减少,浓缩变硬,从而引起便秘。所以,经常容易发生便秘的人不要故意控制排便感,每有便意就应该去上厕所,久而久之,良好的排便习惯会自然形成。

便秘者应注意把排便安排在合理的时间,一般而言早晨起床后最合适。因为,结肠运动有一定的规律性,人早晨起床后,由平卧转为直立,结肠会发生直立反射,推动粪便下移进入直肠,从而引起排便反射。同时,早晨起床后空腹一口气喝下一定量的温热白开水（400～800 毫升）,因水下肚速度快,来不及被肠道吸收就会刺激肠道加速蠕动,进一步增加便意,并且有利于软化肠内容物,帮助排便,这两者结合,会让排便更加变得容易一些。只要这样长期坚持下去,定能养成早起排便的好习惯。早晨这个时段是最好的排便时机,且不影响工作时间。因此,建议还没有良好排便习惯的读者,每天早晨按照此法,去厕所蹲几分钟。经过一段时间的训练和培养,相信你定会养成良好的排便习惯,从便秘中解脱出来。

2.坚持体力劳动或运动健身 经常适当干些体力劳动或坚持运动健身,可促使胃肠蠕动,促进食物消化,增加食欲。同时,也能使膈肌、腹肌、肛门肌等得到锻炼,增强其功能,提高排便动力。这对预防便秘有重要作用。经常劳动的农村老年人很少便秘,而懒于活动,养尊处优的城市老年人便秘者较多,就是明示。现在,很多人上下楼乘电梯,出门坐汽车,家里做卫生也要请钟点工,四肢不勤,打牌、看电视,一坐就是几个小时,不仅容易便秘,还会患肥胖症、糖尿病等疾病。为了防治便秘和其他疾病,希望读者能经常参加劳动和运动。

3.养成珍惜唾液的习惯 有些人经常爱吐痰,渐养成一个坏习惯,口里没有痰也要吐。他们不知道,吐出的却是人体很珍贵的唾液。唾液是口腔内唾液腺分泌的无色而又稀薄的液体。唾液被古代中医称为"金津玉液"。唾液主要由腮腺、颌下腺和舌下腺这3条唾液腺共同分泌出来。唾液的分泌受到大脑皮质的控制,也会受到饮食、环境、年龄及情绪或唾液腺病变等影响。人每日分泌1000～1500毫升的唾液,对机体发挥着重要作用:湿润口腔和食物,便于说话和吞咽;溶解食物并不断移走味蕾上的食物微粒,从而能不断尝到不同食物的味道;促进食物消化;清洁和保护口腔;起到抗菌作用等。

人若没有或减少了唾液,不但饮食、说话困难,而且吃饭难知味,消化不会好,连粪便也会受影响。古代中医十分重视唾液的作用,主张用导引术来防治便秘,《杂病源流犀烛》中就有如下介绍:"保生秘要曰,以舌顶上腭,守悬壅,静念而液自生,俟满口,赤龙搅动,频漱频吞,听降直下丹田,又守静咽数回,大肠自润,行后功效。"至今,许多年高体弱的人,仍然在采用这种方法预防便秘及健身。

(三)合理调治及用药

1.针对病因合理疗养 急性便秘者,多数因肠道发生梗阻所致,如患者有腹胀、腹部隐痛等症状,可采用温水灌肠治疗;如为病理性梗阻时,应及时手术治疗。因肛门、直肠附近病变,如肛裂、肛瘘、肛门周围脓肿、巨大内痔合并感染等引起的急性便秘,应积极治疗这些疾病,并同时采取软化粪便或从肛门内给药的方法,以利于粪便的排出。甘油栓和开塞露可以增进胃肠反射,刺激直肠促进排便。

这里要提醒的是,栓剂、肥皂水及磷酸盐类灌肠剂可损伤肠黏膜,最好少用或不用。

2.针对个人实情调治 如若便秘时间较长,甚至超过1年以上,或反复间断性发生便秘,或便秘与腹泻交替发作,经相关检查证实结肠及直肠并无器质性病变,一般情况良好,食欲基本正常,无消瘦、贫血等症状表现的患者,可考虑为肠道运动功能障碍性便秘或肠易激综合征。这类便秘患者靠医生彻底治愈一般较困难,需要自己根据个人体质、工作、生活等实际情况,正确选择如下措施进行调治。

（1）做力所能及的运动，如打太极拳、做体操、慢跑或散步等；每晚临睡前平卧于床上，做腹式运动与深腹式呼吸，每次15～30分钟；进行自我腹部按摩，按摩方法宜采用顺时针方向，由右侧向左侧，持续15～30分钟。

（2）多吃富含纤维素的蔬菜，多食香蕉、梨、西瓜等水果，以增加粪便的体积，并应多饮水，少饮浓茶、咖啡等刺激性强的饮料。

（3）经常适量口服蜂蜜，以起到润肠通便作用。

（4）应养成每天定时排便的习惯，以逐步恢复或重新建立排便反射。清晨或白天工作繁忙者，可定时在晚上（一般以定时在清晨为佳）排便。

（5）可选用莫沙必利等胃肠动力药，以增强肠道的动力，加快肠蠕动，对慢传输型便秘有良好的作用。最近有报道，替加色罗（商品名：为泽马可）是一种选择性 5-HT4 受体激动药，有促肠道动力作用，可缩短人的结肠转运时间，增加粪便次数。

（6）有心理障碍者应进行相应的治疗，可以服用抗焦虑、抑郁药，如佳乐定、黛力新等。该类药小剂量应用可改善胃肠道的动力和胃肠道的感觉异常（如便意增加或排便不尽感等）。

（7）有条件者还可采用生物反馈治疗，训练个人能够有意识地控制自己的心理活动，以增强肠道的蠕动功能，有利于粪便的运转。

3.谨慎选择治疗药物　治疗便秘通常应用的药物有两类。一类是促动力药，另一类是泻药。泻药又分为膨松性泻药、渗透性泻药、刺激性泻药、润滑性泻药等。

在选择用药时要依据本人的年龄、体质、伴随疾病等方面综合考虑。

(1)促肠动力药:如莫沙必利、西沙必利,对结肠通过缓慢型和排出阻滞型便秘均有一定疗效。六味安消胶囊被认为是我国自行研制的有效中药,其主要成分为大黄。肠动力调节药如曲美布汀,主要通过协调胃肠道的运动,应用于便秘型肠易激综合征。

(2)泻药

①膨松性泻药。主要是植物纤维素、木质素等不可溶纤维素,能吸附水分,轻度刺激肠蠕动,一般不导致水、电解质紊乱,特别适用于老年人。服用时应多饮水,以增加粪便量,使粪便松软易排出。但补充纤维素后不能立即见效,一般12～24小时起效。应用几天后可根据具体情况适当加减用量。该类泻药主要有麦麸、欧车前等,适用于轻度便秘或腹泻与便秘交替者,而对于肠管运动功能差或不能排除肠梗阻者禁用此药。欧车前为一种天然的纤维素,可引起产气增加和腹胀。部分患者用药后可发生过敏和哮喘等不良反应。

②渗透性泻药。主要包括不吸收的双糖类制剂(如乳果糖)、盐类泻药和聚二乙醇4 000(福松)。渗透性泻药是通过增加肠腔内渗透压,使水分向肠腔移动,增加粪便水分来缓解便秘的。

其中,盐类泻药最常用的是硫酸镁,镁盐可吸收渗入小肠及结肠的水分,并引起肠壁收缩,加快肠道运动。硫酸镁作用最强,但镁剂可引起脱水、电解质紊乱,长期使用还可增加高镁血症的危险性,容易引起脱水及电解质紊乱,不宜长期服用。乳果糖(杜秘克)和聚乙二醇4 000作用缓和,并能改善肠

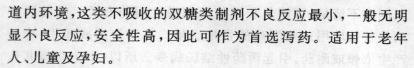

道内环境,这类不吸收的双糖类制剂不良反应最小,一般无明显不良反应,安全性高,因此可作为首选泻药。适用于老年人、儿童及孕妇。

③刺激性泻药。蒽醌类(如大黄、番泻叶、芦荟等),多酚类(如酚酞),蓖麻油,脱氧胆酸等,是目前普遍使用的刺激性泻药。刺激性泻药主要通过刺激肠管运动,增加水、电解质分泌,其中比沙可啶(便塞停)、酚酞(果导)较常用,但服用后可能会出现腹痛。

中成药有新清宁片、复方芦荟胶囊,其主要成分为大黄、芦荟等,解除便秘效果较好;番泻叶可泡水服,但此类药物可引起结肠黑变病及使便秘加重,不宜长期使用,孕妇及哺乳期妇女禁用,肾功能不全者使用时须慎重。

此外,还有甘油栓、开塞露,可肛门内给药,使用较方便。

④润滑性泻药。适宜老年人、儿童。通过润滑肠壁、软化粪便,使粪便易于排出,家庭常用蜂蜜、麻仁润肠丸。国内常用液状石蜡,它可以软化粪便。不过,误吸可引起脂性肺炎,长期口服矿物油可引起脂溶性维生素吸收不良,并影响钙、磷的吸收。据报道,矿物油还可能引起渗出性粪便失禁。

⑤肠道微生态制剂。如丽珠肠乐、米雅 BM 片、金双歧等,可补充肠道大量活的双歧杆菌,纠正肠道的菌群紊乱,改善肠道的微生态环境,为便秘的辅助用药。

便秘用泻药须谨慎,不在万不得已的情况下最好不要用泻药。泻药应在医生指导下使用,注意从小剂量开始,尽量减少用药次数;最好在晚上用,便于次日清晨排便;长期应用者应几种药物交替使用。

过量使用刺激性泻药,可导致脂肪和钾吸收不良,其病理机制还不清楚,可能与长期使用刺激性泻药有关。结肠黑变病是长期应用这些泻药的常见后果。长期使用或滥用,容易产生依赖或耐药,引起泻药性结肠病变。所以,不主张将其作为治疗慢性便秘的常用药物。

4.慎服诱发便秘的药物 如果急性便秘是由于服用了某些有便秘不良反应的药物所致时,应减量或停服这类药物,必要时可加服对肠道刺激性小的缓泻药。某些由器质性病变导致的慢性便秘,在明确病因后,应及时针对病因,积极治疗诱发便秘的这种疾病,不应过于关注便秘的治疗而长期依赖导泻药,否则会造成恶性循环,使病情加重。即使是选择导泻药,原则上也不应使用对肠道刺激性强的泻药。总之,应根据患者的便秘特点,采用不同的导泻药(即治疗应个体化),并应选用疗效好、安全、长期应用耐受性好而价格低廉的药。泻药应在医生指导下使用,注意从小剂量开始,尽量减少用药次数;最好在晚上用,便于次日清晨排便;长期应用者应几种药物交替使用。但必须指出,对任何便秘的患者,不应过于依赖导泻药,而应考虑以调节饮食、避免劳累、加强运动、养成定时排便的习惯等为主要治疗手段。

5.可能诱发便秘的药物

(1)消化系统药:法莫替丁、西咪替丁等 H_2 受体拮抗药;奥美拉唑等质子泵抑制药;阿托品、东莨菪碱等肠胃解痉药;枸橼酸铋钾等铋剂;氢氧化铝等铝剂。

(2)降糖药:格列齐特。

(3)神经系统药:帕罗西汀、奥氮平,治疗帕金森病的金刚烷胺、左旋多巴等。

(4)心血管系统药:普罗帕酮、硝苯地平、比索洛尔、辛伐他汀、洛伐他汀等他汀类调脂药。

（5）泻药：长期使用，肠道会形成对泻药的依赖，自主运动减弱，肠神经系统受到损害，结果发生便秘。

（6）其他补钙、补铁类药物也可引起便秘。

（四）正确的心理情志调养

中医学认为，情志的变化可以影响人体气机的调畅，使肝气不疏，气机壅滞，也势必影响脾胃的运化能力。有人经过调查发现，有87％的习惯性便秘者，有容易激惹、易于激动或情绪抑郁等性格特点。现代医学认为，精神情志的波动，不良心理状态和情绪，可以改变胃肠道的蠕动节律和幅度，抑制肠液的分泌，进而引起排便障碍，导致较难治的慢性功能性便秘。所以，改善情志，舒畅情绪，愉悦精神，也是治疗和预防便秘的关键内容。

如若便秘时间较长，甚至超过1年以上，或反复间断性发生便秘，或便秘与腹泻交替发作，经相关检查证实结肠及直肠并无器质性病变，一般情况良好，食欲基本正常，无消瘦、贫血等表现。这很可能是肠易激综合征和（或）存在心理情绪问题。

如果因工作压力大、家庭负担重、个人犯错误、与人闹矛盾等某种情况，出现了焦虑不安，或恐慌紧张，或感到最坏的事即将发生，或没有安全感等，应当想到，自己即刻需要进行心理情绪调养，并立即实施。例如，离开现场，到欢乐的场所和安全的人群中去；及时向自己的亲人、朋友或周围熟悉、可靠的人倾诉自己的内心苦衷、不快、担心、害怕等；唱歌、跳舞，积极参加集体文化体育活动。如果你是一位因心理情绪经常波动且长期反复发作便秘的人,就应该多掌握一些相关知识,坚持长期进行自我心理情绪调养。这样你的便秘就有好转的希望。

(五)坚持自我按摩的护养

自我按摩对防治便秘有较好的效果。目前,许多人都采用各种按摩方法来解除自己的便秘痛苦。下面介绍几种常见的简便易行的按摩办法。

1.腹部按摩与体操

(1)摩腹:仰卧床上,用右手或双手叠加按于腹部,按顺时针方向做环形而有节律的抚摸,力量适度,动作流畅,每次做3~5分钟。

(2)按揉天枢穴:仰卧床上,用中指指腹放在同侧的天枢穴上,中指适当用力,顺时针按揉1分钟。

(3)掌揉中脘穴:仰卧于床上,将左手的掌心紧贴于中脘穴上,右手掌心重叠在左手背上,适当用力揉按1分钟。

(4)推肋部:仰卧于床上,两手掌放在体侧,然后用掌根从上向下推两侧肋部,反复做1分钟。

(5)按揉关元穴:仰卧于床上,用一手中指指腹放在关元穴上,适当用力按揉1分钟。

(6)提拿腹肌:仰卧于床上,两手同时提拿捏腹部肌肉1分钟。

(7)引便操:双脚站立与肩同宽,放松肩部,上身前倾,用左手摸右脚趾。这个动作的重点是,膝盖要伸直,弯腰扭动身体。起身,双手撑腰,上身后仰,腹部尽量往前凸出。重复上述动作,双手交替摸双脚趾。

2.腰骶部按摩

(1)推擦腰骶部:坐于床上,两手五指并拢,以掌根贴于同侧的腰骶部,适当用力自上而下地推擦数次,直至腰骶部发热为度。

(2)按揉肾俞穴:坐于床上,两手叉腰,两拇指按于两侧肾俞穴上,适当用力按揉1分钟。

3.穴位按摩

(1)按揉合谷穴:以一侧拇指指腹按住合谷穴,轻轻揉动,以酸胀感为宜,每侧1分钟,共2分钟。合谷穴是全身四大保健穴之一,也是清热止痛的良穴,可以有效缓解因便秘造成的头晕、食欲不振、情绪烦躁、黄褐斑、痤疮和腹痛等症。

(2)按揉支沟穴:以一侧拇指指腹按住支沟穴,轻轻揉动,以酸胀感为宜,每侧1分钟,共2分钟。支沟穴是治疗便秘的特效穴。

(3)按揉足三里穴:坐于床上,两膝关节自然伸直,用拇指指腹按在同侧的足三里穴上,适当用力按揉1分钟,以感觉酸胀为度。

(4)按揉三阴交穴:坐于床上,两膝关节自然伸直,用拇指指腹按于同侧的三阴交穴上,适当用力按揉1分钟,以感觉酸胀为度。

以上自我按摩,能调理肠胃功能,锻炼腹肌张力,增强体质,对防治慢性便秘十分有益。但要坚持早晚各按摩一遍,手法应轻快、灵活,以腹部按摩为主。

(5)点揉内庭穴:内庭穴是足阳明胃经的荥穴。荥穴可以

45

说是热证、上火的克星。如果有口臭、便秘、咽喉肿痛、牙痛、腹胀、吐酸水等不适时,可以多按内庭穴。内庭穴是在第二足趾和第三足趾之间的缝隙交叉处。按摩手法:每天早晚用大拇指点揉 100 次即可。

(6)推揉太冲穴:太冲穴位于大足趾和第二个足趾之间的缝隙向上 1.5 厘米的凹陷处。由于它属于足厥阴肝经,因此按摩此穴对肝火旺盛带来的上火症状效果好。如果把手放在太冲穴上,稍用力就会感觉非常痛,说明肝火比较旺盛,那更要多按摩这个穴位。按摩手法:在按摩太冲穴前,先用热水泡脚约 10 分钟,然后用大拇指从下向上推揉 3 分钟即可。

(六)居家便秘疗养方

1.便秘食疗方

(1)鲜土豆汁:将 300 克鲜土豆去皮,切碎,榨汁。饭前服用 1~2 汤匙,每日 2~3 次。适用于习惯性便秘。

(2)五仁粳米粥:将芝麻、松子仁、柏子仁、核桃仁、甜杏仁等各 10 克碾碎,用粳米 100 克,加水煮粥。服用时加少许白糖,每日早晚服用。适用于中老年人气血两虚引起的习惯性便秘。

(3)白薯粥:将白薯 300 克,小米 100 克煮粥,熟后加入白糖。每日早晚服用。适用于老年人及产后妇女肠燥便秘伴疲乏无力者。

(4)菠菜芝麻粥:先将 100 克粳米洗净,放入锅中,煮至米开花时放入 200 克菠菜,再煮沸后放入 50 克芝麻、食盐、味精,空腹时服用。此粥能润燥通便,养血止血,适用于老年性便秘、痔疮等。

(5)菠菜猪血汤:取菠菜 200 克,猪血 150 克,食盐少许。将菠菜、猪血同煮,熟后加食盐,然后饮汤。该汤有润肠通便、养血止血作用,但粪便溏泄者不宜食用。

(6)猪心柏子汤:取猪心 1 个,柏子仁 15 克。将柏子仁放入猪心内,清水炖熟,3 天吃 1 次。该汤有润肠通便,补心养血功效。

(7)黄芪蜜茶:取黄芪 15 克,蜂蜜 30 克。将黄芪放入砂锅,加清水 500 毫升,煎至水剩 300 毫升,去渣取汁,加入蜂蜜,和匀煮 1~2 沸,代茶饮。该茶有益气润肠通便作用,适宜于气虚便秘者饮用

(8)木耳海参炖猪肠:取木耳 15 克,海参 30 克,猪大肠 150 克,食盐、酱油及味精少许。将猪大肠翻开洗净,加水同木耳、海参炖熟,放调料,吃木耳、海参、大肠并饮汤。该汤有滋阴润肠作用,适用于老年血虚肠燥便秘。

(9)蔗汁粥:榨取 100 毫升甘蔗汁备用。粳米 50 克加水 400 毫升,煮至米开花后,加入甘蔗汁煮粥。每日早、晚温热服食。该粥有清热生津,润肠通便作用,适用于热病后津液不足、肺燥咳嗽、粪便干结等。

2.居家便秘验方

(1)白术散:取生白术适量,粉碎成极细末,每次服用白术散 10 克,每日 3 次。此法对虚性便秘疗效颇佳,一般用药 3~5 天,粪便即可恢复正常,粪便正常后即可停药,以后每周服药 2~3 天,即可长期保持粪便正常。

(2)芍甘汤:取生白芍 30 克,生甘草 20 克,枳实 15 克,加水 2 碗煎成大半碗。每日 1 剂,分 2 次服用。此方可治疗各

种原因所致的便秘,特别适用于老年、久病体弱的成人便秘患者,但孕妇慎用。

(3)连翘:取连翘15~30克,煎沸当茶饮,每日1剂。小儿可加入白糖或冰糖(无糖效果更好)服用;持续服用1~2周,即可停服。此方特别适用于手术后便秘,妇女(妊期、经期、产后)便秘,外伤后(颅脑损伤、腰椎骨折、截瘫)便秘,高血压便秘,习惯性便秘,老年无力性便秘,脑血管病便秘及癌症便秘等。

(4)车前子:每日取车前子30克,加水煎煮成150毫升,每日3次,饭前服,1周为1个疗程。一般治疗1~4个疗程即可痊愈;服药期间停服其他药物。本方不但可以治疗便秘,而且还有降血压作用,特别适用于高血压而兼便秘患者。另外,以车前子为主治疗糖尿病便秘患者,均有明显的近期和远期疗效。

(5)昆布:昆布60克,温水浸泡几分钟,加水煮熟后,取出昆布待温度适宜,拌入少许姜、葱末,加食盐、醋、酱油适量,1次吃完,每日1次。

(6)生甘草:取生甘草2克,用15~20毫升开水冲泡服用,每日1剂。本法专治婴幼儿便秘,效果满意,一般用药7~15天即可防止复发。

(7)胖大海:取胖大海5枚,放在茶杯或碗里,用沸水约150毫升冲泡15分钟,待其发大后,少量分次频颇饮服,并且将涨大的胖大海也慢慢吃下(不要吃胖大海的核仁),一般饮服1天粪便可通畅。

(8)蒲公英:取蒲公英干品或鲜品60~90克,加水煎至100~200毫升,鲜品煮20分钟,干品煮30分钟,每日1剂饮服。年龄小、服药困难者,可分次服用,可加适量的白糖或蜂蜜以调味。

(9)桑椹:取桑椹 50 克,加水 500 毫升,煎煮成 250 毫升,加适量冰糖。以上为 1 日量,1 日服 1 次,5 天为 1 个疗程。

(10)决明子:取决明子 20 克,放置茶杯内,用白开水冲泡,20 分钟后,水渐成淡黄色,即可饮用,喝完药液后,再加 1 次开水泡饮。

(罗照春)

三、便秘调养方案

世界卫生组织(WHO)对人一生中各个年龄段的划分,没有固定的标准,而是在一定时期根据对全球人体素质、平均寿命测定的结果来划分和规定的。而且,年龄段的划分标准在使用范围中也有变化,有些年龄段标准有很大差距。如《联合国儿童权利公约》第 1 条将"儿童"定义为年龄不大于 18 岁的人。联合国有意将儿童年龄提高是希望《儿童权利公约》能为属于同年龄组的尽可能多的儿童提供保护和权利保障,同时,也由于当时还没有出台与《儿童权利公约》相仿的《联合国青年权利公约》。最近,WHO 规定,将人的一生分为 5 个年龄段,即 44 岁以下为青年人,45~59 岁为中年人,60~74 岁为年轻的老人,75~89 岁为老年人,90 岁以上为长寿老年人。这 5 个年龄段的划分,把人的衰老期推迟了 10 年,对人们的心理健康和抗衰老意志将产生积极影响。

据此,本书中所涉及的人群,仅供参考用的年龄段大致是：0～1岁为乳婴；1～6.7岁为婴幼儿；6.7～17岁为儿童少年；18～44岁为年轻人，孕产妇归于44岁以下的年轻人；45～59岁为中年人；60岁以上为老年人。

(一)孕产妇便秘调养

女性因生殖系统结构特点和生理解剖上的原因等，比男性更容易发生便秘。尤其是孕产妇发生便秘和痔疮的机会更多，到怀孕10个月时，由于肠道肌肉被下降的胎儿头部挤压得无力活动，常常出现肠胀气，并引起排便不畅，便秘最易高发。

1.孕产妇便秘高发的特点

(1)女性妊娠期，体内产生大量孕激素，使胃肠平滑肌张力降低而松弛，影响肠道蠕动减弱，粪便运行减缓。

(2)妊娠后期，胎儿不断地迅速成长，随着胎儿长大，子宫逐渐增大，使腹压增高，膈肌、腹肌的运动受限，排便动力受到影响，易发生排便无力、排便困难，从而导致便秘。

(3)妊娠后期由于子宫体增大，宫底抬高，压迫结肠，使结肠运动受限，更使肠蠕动缓慢，造成粪便在肠道内滞留时间过长，粪便水分被过度吸收而变干燥。

(4)由于妊娠后期子宫增大，下腹部膨胀，腹压增高，压迫直肠越来越严重，致使下腔静脉受压加重，使直肠肛门的静脉回流发生障碍；特别是胎位不正时，压迫下腔静脉更明显，直接影响直肠下端及肛管的静脉回流，使其静脉瘀血、扩张、弯曲，从而诱发痔疮，加速便秘发生。

(5)妊娠期妇女体内孕激素增高，导致水、钠潴留，血管扩

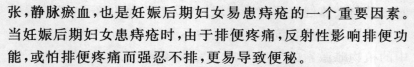

张,静脉瘀血,也是妊娠后期妇女易患痔疮的一个重要因素。当妊娠后期妇女患痔疮时,由于排便疼痛,反射性影响排便功能,或怕排便疼痛而强忍不排,更易导致便秘。

(6)孕妇因妊娠后期挺着个大肚子,行动不便,活动量减少,有的还不活动,而产妇因为"坐月子"卧床多,缺乏活动锻炼,都可使肠道蠕动减弱,粪便在肠道运行缓慢甚至滞留,便秘必然发生。

(7)家人对孕产妇在饮食上精心照料,鱼、肉、蛋等各种营养食品摄入过多,而五谷杂粮和蔬菜、水果进食较少,没有足够的膳食纤维;或食用营养品与果蔬选择不当等,不利于通便。这样,显然是容易导致便秘的一个重要原因。

2.孕产妇便秘的防治措施

(1)防治孕产妇便秘的食物

①黄豆。据测定,每 100 克黄豆含蛋白质 36.3 克,脂肪13.4 克,碳水化合物 25 克,钙 367 毫克,磷 571 毫克,铁 11 毫克,胡萝卜素 0.4 毫克,维生素 B_1 0.79 毫克,维生素 B_2 0.25 毫克,烟酸 2.1 毫克。还含有卵磷脂,大豆皂醇 A、B、C、D、E 等各种营养物质。中医学认为,食用黄豆可令人长肌肤,益颜色,填精髓,增力气,补虚开胃;具有益气养血,健脾宽中,健身宁心,下利大肠,润燥消水的功效。食用功效:大豆味甘、性平,入脾、大肠经;具有健脾宽中,润燥消水、清热解毒、益气的功效;主治疳积泻痢、腹胀羸瘦、疮痈肿毒、外伤出血等。黄豆还能抗菌消炎,对咽炎、结膜炎、口腔炎、菌痢、肠炎有效。

现代医学研究证明,黄豆可降低人体胆固醇,减少动脉硬化的发生,预防心脏病,对糖尿病也有一定的疗效。有增强机体免疫力,促进骨骼发育,通导粪便等功效。但据美国转基因农产品与人体健康研究者发现,吃豆奶长大的孩子,成年后引发甲状腺和生殖系统疾病的风险系数增大。这与婴儿对大豆中的植物雌激素的反应与成人完全不同有关,所以婴儿不宜多喝豆奶。

②豌豆。豌豆中富含人体所需的各种营养物质,尤其是优质蛋白质,可以提高机体的抗病能力和康复能力;豌豆荚和豆苗中富含维生素 C、胡萝卜素和能分解体内亚硝胺的酶,具有抗癌防癌作用;豌豆所含的止权酸、赤霉素和植物凝素等物质,具有抗菌消炎、增强新陈代谢功能及清肠作用,可防治便秘。中医学认为,豌豆味甘、性平,归脾、胃经;具有益中气、止泻痢、调营卫、利小便、消痈肿、解乳石毒之功效;主治脚气、痈肿、乳汁不通、脾胃不适、呃逆呕吐、心腹胀痛、口渴泻痢等病症。

③红薯。含有丰富的淀粉、膳食纤维、胡萝卜素、维生素(A、B、C、E),以及钾、铁、铜、硒、钙等 10 余种微量元素和亚油酸等,被营养学家们称为营养最均衡的保健食品。中医《本草纲目》《本草纲目拾遗》等古代文献记载,红薯有"补虚乏,益气力,健脾胃,强肾阴"的功效,使人"长寿少疾"。还能补中、和血、暖胃、肥五脏等。当代《中华本草》谓其"味甘,性平。归脾、肾经"。"补中和血、益气生津、宽肠胃、通便秘"。主治脾虚水肿、疮疡肿毒、肠燥便秘。

④南瓜。内含各种维生素和果胶等。所含果胶有很好的吸附性,能黏结和消除体内菌毒和其他有害物质,如铅、汞和放射性元素,起到解毒作用;还可以保护胃肠道黏膜,促进溃疡愈合,能促进胆汁分泌,加强胃肠蠕动,帮助食物消化;含有丰富的钴,能活跃人体新陈代谢,促进造血功能,并参与人体

内维生素 B_{12} 的合成,是人体胰岛细胞所必需的微量元素,对防治糖尿病、降低血糖有特殊的疗效;能消除致癌物质亚硝胺的突变作用,有防癌功效,并能帮助肝、肾功能的恢复,增强肝、肾细胞的再生能力;所含丰富的锌,参与人体内核酸、蛋白质的合成,是肾上腺皮质激素的固有成分,为人体生长发育的重要物质。南瓜性温,胃热炽盛者、气滞中满者、湿热气滞者少吃;同时患有脚气、黄疸、气滞湿阻病者忌食。

⑤芹菜。含丰富的胡萝卜素和多种维生素,其叶、茎中含有挥发性甘露醇,别具芳香。芹菜是高纤维食物,经肠内消化能产生一种木质素或肠内脂的抗氧化剂物质,高浓度时可抑制肠内细菌产生的致癌物质。芹菜还可以加快粪便在肠内的运转时间,减少致癌物与结肠黏膜的接触,达到预防结肠癌的目的。芹菜含铁量较高,能补充妇女经血损失;辅助治疗高血压及其并发症,对于血管硬化、神经衰弱患者也有辅助治疗作用。

⑥菠菜。菠菜叶含锌、叶酸、氨基酸、叶黄素、β-胡萝卜素、新-β-胡萝卜素 B、新-β-胡萝卜素 U 等类胡萝卜素,还含 α-菠菜甾醇、胆甾醇,甾醇酯和甾醇苷、万寿菊素、菠叶素,以及青紫色荧光物质 2-乙酰基-3-对羟基苯丙烯酰基内消旋酒石酸;菠菜根含菠菜皂苷 A 和 B。每 100 克菠菜含维生素 B_6 0.30 毫克、蛋白质 2.60 克、脂肪 0.30 克、泛酸 0.20 毫克、碳水化合物 4.50 克、叶酸 110.00 微克、膳食纤维 1.70 克、维生素 A 487.00 微克、胡萝卜素 2920.00 微克、维生素 B_1 0.04 毫克、维生素 B_2 0.11 毫克、烟酸 0.60 毫克、维生素 C 82.00 毫克、维生素 E 1.74 毫克、钙 66.00 毫克、磷 47.00 毫克、钾 311.00 毫克、钠 85.20 毫克、镁 58.00 毫克、铁 2.90 毫克、锌 0.85 毫克、硒 0.97

微克、铜 0.10 毫克、锰 0.66 毫克。菠菜可用于通肠导便、防治痔疮，因为菠菜含有大量的植物粗纤维，具有促进肠道蠕动、利于排便，且能促进胰腺分泌，帮助消化。对于痔疮、慢性胰腺炎、便秘、肛裂等病症有治疗作用；还可促进生长发育、增强抗病能力。

⑦芦笋。含蛋白质、碳水化合物、维生素 B_1、维生素 B_2、维生素 B_3、维生素 A 等多种维生素和微量元素。所含天门酰胺酶可治白血病，所含硒有抗癌作用；可促进胎儿大脑发育；芦笋叶酸含量较多，芦笋还能清热利尿，消除疲劳，降低血压，改善心血管功能，增进食欲，提高机体代谢能力及免疫力。但芦笋需低温避光保存，不宜生吃，也不宜存放 1 周以上才吃；高温烹煮芦笋会破坏叶酸，最佳食用方法是用微波炉小功率热熟。

⑧核桃。核桃仁中含有锌、锰、铬等人体不可缺少的微量元素，富含精氨酸、油酸、磷脂、抗氧化物质等，核桃油含有不饱和脂肪酸等。核桃仁有"益智果""万岁子""长寿果""养生之宝"的美称，我国宋代刘翰等著《开宝本草》中记述"食之令肥健，润肌，黑须发，多食利小水，去五痔"。明代李时珍著《本草纲目》记述，核桃仁有"补气养血，润燥化痰，益命门，处三焦，温肺润肠，治虚寒喘咳，腰脚重疼，心腹疝痛，血痢肠风"等功效。现代已有许多研究表明，核桃的营养价值和药用价值极高，能防治人体多种疾病，尤其对心脑血管疾病大有裨益，对补血养气、补肾填精、止咳平喘、润燥通便等有良好功效。据观察总结的经验证明，孕产妇坚持每天吃 3～5 个核桃，不仅能防治便秘，还能促进宝宝的健康成长和大脑发育。

⑨香蕉。内含丰富的可溶性纤维、蔗糖、果糖、葡萄糖，富

含维生素 A、维生素 B_6、维生素 B_{12}、叶酸、多种氨基酸和铁、钾、镁等微量元素;香蕉与苹果相比,其蛋白质含量多 4 倍,碳水化合物含量多 2 倍、磷质含量多 3 倍、维生素 A 含量多 5 倍,其他维生素和矿物质含量多 2 倍。香蕉味甘性寒,富含优质纤维素,能清热润肠,促进肠胃蠕动,帮助恢复肠胃道正常活动,消除便秘;蕉中的叶酸可避免胎儿畸形和脊柱裂。香蕉能促进大脑产生 5-羟色胺,以改善情绪。但脾虚泄泻者不宜食用香蕉。

(2)加强排便习惯的形成

①孕妇和产妇便秘后,要解决每次排便难,不要为了一时的痛快而轻易采用泻药通便;也不要轻易采用药物灌肠的办法来通便。因为,这样不仅不能从根本上解决自身便秘的问题,还会给宝宝的健康生长发育带来可能的伤害,甚至还可能会发生流产和早产的后果。如果很多天不能排便,腹部膨胀和疼痛较重,或出现严重不适,应及时上医院向生殖医学专家咨询,提供不影响宝宝健康的便秘解决方案,然后再让专科医生(一般是普外肛肠科)对其进行科学、正确的处理。

②有便秘的孕产妇,应在早晨起床后,先喝 350～600 毫升的温开水或蜂蜜水之类的饮品,补充肠道中的水分,以刺激胃肠道蠕动,再吃饱吃好早饭。这样,经过起床后的直立反射、补水后的肠蠕动加强和饱食后的胃肠反射,可使人产生便意,促进粪便排出。如果孕妇和产妇在每日清晨都坚持如此做,在早晨起床后定时排便的良好习惯就会逐渐形成。

③孕产妇便秘合并痔疮者,每次便后,要用温热水洗净,坐浴半小时左右,改善肛门局部血液循环,保持肛门清洁,预防感染,并在医生指导下谨慎采取不影响胎儿的有效办法积

极治疗痔疮。便秘会诱发痔疮,痔疮会加重便秘。痔疮患者的康复,关键在于调养,主要是防治便秘。严重的痔疮患者不要轻易手术治疗,手术治疗后,如果没解决便秘疾患,痔疮仍然会复发。因此,痔疮严重时,应当在防治便秘的同时,每天坐浴后卧床休息,大概1周左右痔疮就可好转。

(3)孕产妇防治便秘需要有个好心态:不良心理状态和情绪,可以改变胃肠道的蠕动节律和幅度,抑制肠液的分泌,进而引起排便障碍,导致较难治的慢性功能性便秘。女性怀孕、生产是人类延续生命的必然生理现象,但对孕产妇来说,在生理和心理上都是一种严峻考验。为数不少的孕妇在心理上产生害怕疼痛、出血、难产,怕胎儿性别不如愿,怕有畸形、有生命危险等。因此,孕妇往往会产生不同程度的焦虑不安、紧张恐惧等不良心理和情绪。产妇在经历怀孕、分娩、产后恢复等过程中,不仅生理发生变化,心理上变化也很大,尤其是产后1周内,不少产妇由于种种原因会产生不良心绪,虽然绝大多数2周后可以恢复,但若缺乏防治或防治不力,轻者可影响家庭和睦关系与产妇的亲子行为;重者会发展成为产后抑郁症或产后精神病,危及产妇和新生儿的安全及健康;有的甚至还可能出现极端行为,如自杀,甚至有扩大到与子女、伴侣一起自杀的危险。许多报道认为,有产后心绪不良的妇女其患产后抑郁症的危险性增加85倍。有研究报告,在我国产妇中产后心绪不良的发生率为19.23%,与日本报道相近,但较西方国家报道要低。

毫无疑问,防治孕产妇因种种原因产生的不良心理和情绪,不仅是防治孕产妇便秘的必要措施,更是保护孕产妇、宝宝和整个家庭平安及社会安宁的一个严肃而重要的问题,家庭、医护人员和社会都应引起足够重视。尤其是家庭成员,不仅要关心产妇的身体健康,更要关注她们的心理变化情况,及时给予恰当的精心呵护。

①帮助孕产妇做好自然分娩的心理准备。应根据孕产妇社会心理变化特征,结合宝宝及孕产妇身体状况,进行心理教育及心理疏导,使她们了解妊娠及分娩的全过程、相关知识和技能,消除其在自然分娩或剖宫产过程中的不必要心理负担。

②指导孕产妇学习并进行自我心理调适。例如,心悸、烦躁时做深吸气,连续 20 次;或听欢快优美的轻音乐,使心情恢复平静。

③指导孕产妇针对个性特点进行意识调节。如遇到不顺心的事,要学会换位思考,多一份谅解,少一点指责;积极提高个人素养,保持良好的情绪;合理安排作息时间,保证足够的营养及睡眠时间。

④对孕产妇及其家属进行心理健康教育。最好是举办有孕妇和其家属共同参加的心理健康教育培训班,使他们了解生育的科学知识,让丈夫懂得关心和体贴孕产妇的妻子心理健康的重要性,并动员和劝导家庭所有成员都来帮助孕产妇从思想和情绪上顺利度过孕产期;丈夫要为提高孕产妇及宝宝的健康水平多多付出,尽最大努力给予切切实实的体贴关爱,在生活与情感上给孕产妇以体贴和安慰。

对孕产妇的心理情绪调养说难也不难,最关键的是丈夫要有爱心、热心和诚心。可以断言,丈夫只要具备这种关爱妻子的纯真良心,妻子在怀孕和生产过程中,内心就能始终保持愉悦和快乐。孕产妇有了这种良好心理状态,不仅对防治便秘能发挥重要作用,对幼婴生理上的其他疾病防治也会大有好处。

（二）婴幼儿便秘调养

婴幼儿便秘是指婴幼儿粪便次数较日常减少，甚至2～3日或更多天不解粪便的现象。症状表现主要为粪便量少、干硬、呈卵石样（即使每天仍有排便现象），伴有排便困难，排便时疼痛，哭闹不休；严重便秘婴儿甚至发生肛裂，粪便表面带血，肛门溢粪；排便长时间过度用力；性情偏执和倦怠。肛裂的发生使婴儿对排便产生恐惧心理，造成恶性循环，可引起腹胀、食欲减退和睡眠不宁等症状。婴幼儿在没有其他器质性疾病的情况下，多为功能性便秘。

婴儿胃肠道神经调节不健全，胃肠功能发育不完善，若用药物通便，容易导致胃肠功能紊乱，发生腹泻等。因此，对婴幼儿便秘进行调养显得十分重要。

1.区分婴儿便秘与排便困难 婴儿在正常排便过程中，结肠内的粪便被推入直肠，直肠扩张引起阵阵收缩，同时放松肛门外括约肌等控制排便的肌肉群，增加腹压，粪便就排出来了。而有些出生2个月内的婴儿，在增加腹压的同时，却没能放松肛门外括约肌等控制排便的肌肉群。这样，直肠收缩会引起阵阵腹痛，粪便却被暂时"卡住"而没法排出，婴儿又难受又着急，不免哭闹。这种现象被国际会议定名为婴儿排便困难（infant dyschezia），应该不属于婴儿便秘的病症；发作时除了适当呵护，别无良法。经过一两个月，婴儿掌握了排便要领后，这种排便困难就会自动消失。

2.进行婴幼儿饮食结构调养 母乳喂养的婴儿极少出现

便秘,否则就是母亲饮食结构很不合理造成的。婴儿开始用配方奶粉后,出现便秘的机会就多起来了。婴儿如果发生便秘,大人就要适当调整孩子的饮食结构,可用新煮的粥米汤代替水来冲调奶粉,采用三分之一或一半的粥汤代替水来调奶,以增加碳水化合物的量。同时,随着宝宝每日的成长变化,可试着适当减少配方奶的摄入量,增加米粉等辅食量,但要严格按照辅食添加原则来做。

婴幼儿便秘时,不要让他们食用性温的水果或果汁,如柑橘、枣、山楂、樱桃、石榴、荔枝、榴莲、木瓜等,可增添一些新鲜的蔬菜和水果,如芹菜、西瓜、番薯、土豆等榨的汁;每天都要给婴儿补给足量的水。

3.巧妙培养婴幼儿良好排便习惯　有些婴儿未及早训练定时排便习惯,亦可发生便秘。因此,当婴儿出生后,应尽可能早地训练和培养他们的排便习惯,不要过分依赖尿不湿或尿布。家长如发现婴儿有要排便的表示时,即可加以训练,可抱起孩子端位排便,使婴儿逐渐养成每日定时排便的习惯。婴儿无论夜晚还是白天、睡觉或者玩耍,需要大小便时都会向大人发出相应的信号,如手脚扑腾、乱动、哼哇、哭闹。白天时,有的还会目不转睛地睁大眼盯着照料过他的熟人。这都是期待大人照料自己排大便的信号。如果没人理睬时,小乖乖自己就会很安静的"自由大小便"了。可以肯定,父母和照料孩子的人,只要细心观察,就能捉住婴儿大小便的时机,照料其排泄。这样,次数多了,孩子还能与大人相互配合;时间长了,婴儿会形成大小便排泄的生物钟,养成定时排便的良好习惯。

总而言之,如果按照以上方法,家长们对婴幼儿便秘是能防能治的。如果发生便秘，一般来说，经过饮食结构调养和定时排便的训练，就能使婴幼儿便秘明显改善并治愈。但是，如果婴幼儿便秘好转较慢，或当出现其他异常病情时，应随时到医院看专家门诊。

需要提醒的是，出生不久的新生儿，如果发生便秘，或者出生1周后都无排便，就有可能会存在生理缺陷，如无肛或巨结肠等。年轻的妈妈和家长们应该随时随地仔细观察小宝宝吃奶、排泄和身体与精神状态等各方面的变化，发现异常，要及时看医生。

4.婴幼儿便秘护理方法 婴幼儿便秘，排便困难时，家长可以采用如下护理方法，促使其排便。

(1)用手掌轻轻揉摸婴儿的腹部，以肚脐为中心，由左向右旋转揉摸，按摩10次休息5分钟，再按摩10次，反复进行3回。

(2)让婴儿仰卧床上，抓住婴儿双腿做屈伸运动，即双腿同时伸一下屈一下，共10次，然后单腿轮换屈伸10次。

(3)用油质外用药(如金霉素软膏)涂在婴儿肛门口，垫上软纸，轻轻推按肛门，慢慢做10次。

每天对婴儿坚持以上护理，可使婴儿产生便意，较顺畅地排便。

(三)儿童少年便秘调养

少年儿童发生便秘，绝大多数是属于功能性便秘，其调养应着重于下面几个方面。

1.纠正少年儿童偏食问题 少年儿童偏食与他们的便秘

密切相关。许多孩子喜食肉类和油炸、烧烤之类的食物,家长往往随意让他们吃,想吃什么就给予满足什么。这些孩子很少吃米、面、杂粮等主食和蔬菜,食物中碳水化合物和纤维素太少,饮食结构既不科学,也不合理。这是他们发生便秘的主要原因。很显然,这些少年儿童如果发生偏食,家长们必须"齐抓共管",统一思想和行动,如果不这样,只要家里有一个老人或父母的一方不支持纠正和控制孩子的偏食问题,就不会有什么好的效果。只有共同一致地帮助孩子纠正偏食问题,劝说他们克服偏食和挑食的毛病,才能达到预期效果,让孩子多吃五谷杂粮和蔬菜水果,以及与治疗便秘有利的食品。

2.克服少年儿童憋便毛病 少年儿童因为贪睡,起床后饭都不吃就赶紧去上学,因此常无清晨起床后排排便的良好习惯。到学校后,学习时间不能随时排便,上课时憋住粪便,下课后又想和同学玩,粪便就只能憋在肚子里。这样极易发生便秘。这些少年儿童便秘后,往往用泻药或灌肠,粪便排出的困难只能暂时得到解决。如果不克服经常忍排粪便的毛病,便秘必然会再次来袭。家长和老师应当教育和培养少年儿童养成良好的排便习惯。劝说孩子,最好是在清晨起床和晚上睡觉前都要坚持蹲厕所排便,无论有没有便意,只要这样坚持下去,肯定最终会养成早、晚排便的习惯。

3.注重少年儿童心理调适 有些少年儿童长期反反复复发作便秘,这很可能与他们存在着的心理情感障碍有关。例如,有的好学上进的同学,生怕自己落伍掉队,成绩稍不理想,精神就紧张起来,发生便秘很可能是他们学习心理压力很大的一种表现;有的同学或因父母离异、家庭不和谐;或因家庭生活困难、父母不在身边而心中郁闷;或因经常受到家长、老师的训斥或虐待等,出现各种心理情感障碍,从而成为发生便秘的因素。因此,要从根本上治疗他们的便秘,就要注重他们的心理情感问题。无论家长、学校和社会,关爱少年儿童,就要注重关爱他们的心理健康,就要努力采取积极措施,千方百计应用各种办法帮助这些孩子消除不良心理情感障碍,让他们变成快乐、向上、活泼、阳光的孩子。

(四)年轻人便秘调养

人们原以为,中老年人各脏器衰老,疾病较多,胃肠功能减退,肠蠕动缓慢,发生便秘是他们的"专利";年轻人一般都身强力壮,是人生最旺盛时期,不会那么容易有便秘现象出现。然而,现在便秘却频频光顾年轻人。不少年轻人因经常发生便秘,求助于防治便秘的人越来越多。便秘成了一种最为常见的肛肠疾病,且发病率有增高的趋势,尤其是 20 多岁的"80 后",约占便秘患者的 30%。最近,各地一些医院消化内科悄然出现了便秘门诊。有的便秘门诊还配备了可以进行肛管测压的仪器,病人在仪器检测中模拟排便,在直肠处进行检测,找出治疗依据。这样做主要为平日工作忙,时间紧的年轻便秘患者提供方便快捷的服务,让这些便秘患者尽早解决"只进不出"的问题。

1.便秘年轻人为何多起来 年轻人便秘的原因很多。在现代社会生活中,年轻人工作学习条件及饮食生活习惯发生了很大变化。由于社会交往和应酬多,请人吃饭,礼尚往来,吸烟、喝酒习以为常;夜生活乐不思息,消夜多是煎炸烧烤辛辣食品。这样,饮食起居和正常生活规律很难形成。年轻人的生活节奏加快,工作压力增大,饮食结构严重失调,过度疲劳与生活的不规律,以及缺乏运动锻炼和有病滥服药物等原因,使他们极易发生便秘。尤其是许多年轻女性,为了追求美丽身材而滥服减肥药,进行过度的减肥,或饮食过于精细,缺乏科学合理的营养、休息和运动锻炼等,发生便秘的现象更多,更严重。据临床调查发现,除老年因素和器质性疾病以外,几乎所有每周排便少于3次者均为青年妇女,严重者每月仅2～3次。她们大多感到腹部胀闷,阵发性腹痛,排便极端困难,甚至有排便恐惧感。女性多发和好发严重便秘前除了以上原因,还与他们排便协调系统障碍、女性激素异常、月经周期,以及骨盆底部和括约肌神经分布异常有关。

2.便秘对年轻人危害大　年轻人尤其是年轻女性发生便秘后若不及时治疗,可产生很多危害。就拿影响容貌来说,便秘后由于粪块长时间滞留肠道,异常发酵、腐败后可产生大量毒素,易生痤疮、面部色素沉着、皮疹等;毒素导致大肠水肿,下半身血液循环减慢,易形成梨形身材及胖肚子;毒素的聚集可引起口臭和体臭;便秘可使腹部胀满,产生恶心、厌食、食而无味;便秘病人可有烦躁不安、心神不安、失眠等症状;便秘使有害毒素持续刺激肠黏膜,易导致痔疮、肛裂、肠息肉、大肠癌,还可诱发乳腺癌等疾病。

有位28岁的中学女教师,便秘10年。刚开始便秘时,她自服解毒、润肠、丸药、胶囊、养颜和减肥茶等。后来便秘不见好转,反而加重。近年来,口服以上药物均无效,经常要用开塞露才能排便。她在一次长达10日的带学生夏令营和参观学习活动中,未解一次粪便。致使她常常口渴欲饮,焦虑不安,下腹胀痛,无法忍受。回来后,到医院消化疾病专科看病,做了大小便、血液等检验和胃肠镜、B超等各项检查,结果发现大肠已经变黑,有肠息肉,经医生诊断后,住院治疗。

有位在某大城市打工的26岁男青年,因工作紧张、劳累而经常便秘,一直拖着,没有任何调治,骨瘦如柴。直至最近1个月,不能排出一点粪便,腹部膨胀厉害,才到医院求治。医生检查时,发现钡剂灌不进肠道里,从肛门检查只触到一个硬块,无法进行更深入的检查。随后,患者腹内压力升高,自觉肚子很快就要鼓爆开。在其生命垂危时刻,医院赶紧行急诊手术。主治大夫剖腹探查,发现一个约长50厘米、宽40厘米的巨大肿块,十分坚硬。经诊断和手术后,才弄清这个如小车轮胎的坚硬肿块,原来是结肠内积聚的10千克粪便,结肠已病变坏死。医生只好为他切除坏死的结肠,实施结肠再造术,挽救了他的生命。

这两个案例提醒我们年轻人,对类似便秘这样的疾病,值得引起警惕,发现后应高度重视,及时治疗与调养。

3.便秘拖延防治可引起的疾病 便秘作为常见病症,已经为患者的身心健康带来了很大损害,若不及时治疗和调养,还会导致更多更严重的疾病。

(1)引起肛肠疾患:如直肠炎、肛裂、痔疮等。

(2)胃肠神经功能紊乱:导致食欲不振、腹部胀满、嗳气、口苦、肛门排气多等表现。

(3)形成粪便溃疡:直肠或结肠受压而形成粪便溃疡,严重者可引起肠穿孔。

(4)易患结肠癌:据资料表明,严重便秘者约10%患结肠癌。

(5)诱发心、脑血管疾病发作:屏气使劲排便易诱发心绞痛、脑出血,猝死等。

4.青年人便秘调治方案 青年人在身体条件、社会生活等许多方面都与其他年龄段的人有所不同,便秘形成的原因也有不少区别。因此,便秘调养应适应这些不同和区别。

(1)针对病因调治:便秘,作为一个症状,是人体发生病理生理改变的信息和反映。无论是器质性便秘,还是功能性便秘,其引起的原因均十分复杂。因此,像治疗任何疾病一样,对便秘的治疗,也必须首先查明原因,针对病因治疗。这是治疗便秘的根本原则。如铅中毒便秘,必须采取驱铅等治疗,便秘才能逐渐缓解;对增生型肠结核引起的便秘,必须采取系统的抗结核治疗乃至手术治疗,才能取得良好效果。功能性便秘的治疗也是如此,若是因不良习惯引起的习惯性便秘,必须从改变不良习惯入手。例如,饮食过于精细、不爱饮水;不按时排便、忍便不排;爱静不爱动,体力活动与锻炼少等不良习惯。这对治疗习惯性便秘至关重要。所以,经常便秘,必须首先到医院接受专科医生的检查诊断,弄清便秘原因,再遵照医嘱,进行治疗和调养。切忌盲目地用泻药对症治疗。

(2)早发现早调治:即使是轻微的便秘,也不应忽视,要及早查明原因,采取积极有效地治疗和调养措施。否则,拖延时间长了,便秘会越来越重。待到发生顽固性便秘带来很大痛苦时再治疗就要付出不可估量的代价。

(3)要耐心调治:有些功能性便秘,如习惯性便秘或顽固性便秘,治疗和调养都需要一个较长的时间和过程。年轻人不能因为工作、学习等各种原因,要求医生治疗自己的便秘"速战速决";也不能梦想采用某种便秘治疗和调养方法,就能大功告成。而应该要与医生认真配合,按照系统的综合治疗方案,包括生活起居、饮食疗法、体育健身、身心调养、良好排便习惯的培养、合理的药物应用等,有耐心和信心地进行坚持不懈的调治。患者如果因便秘反复缠绕自己而着急、焦虑、忧郁,病症就会越来越重。

(4)不随便用泻药:很多便秘患者不经医生指导,随便自行滥用泻药,其结果是胃肠功能更加紊乱,便秘更加严重。有的长期用泻药,对泻药产生依赖,形成恶性循环,使便秘越来越难调治。

(5)不轻易灌肠导便:年轻便秘患者排便困难时,爱用泻药,以为灌肠方便快捷,结果用药后反而出现调治的痛苦烦恼。因此,在必须采用灌肠导便时,一定要正确选择适应证。灌肠通便只能用于那些重症便秘经一般方法治疗无效而又十分痛苦的患者,这种应急性的对症治疗只是一种权宜之计。而依靠改变生活及饮食习惯来消除便秘才是治疗便秘的捷径和有效方法。

(6)青年人便秘调治方法

①增强自我控制能力,避免各种"应酬"伤害健康。青年人发生便秘的因素,都是因为自己缺乏自我控制能力而形成的。例如,朋友相聚,见面后递烟,进餐时劝酒。往往都是在社交过程中,朋友之间相互影响的结果。

②科学安排作息时间,注意个人生活要有规律。如今,许多年轻人五花八门的应酬太多,日常时间总觉得不够用,很少有个人休息时间。还有的年轻人,没有太多的应酬,却有自己的生活爱好,如邀请朋友一起外出郊游、打牌,吃喝玩乐和通宵夜生活等。这样,常常把自己的生活规律打乱了。

生活的相对规律性是人体健康的保证。这是许多研究和长期的实践经验总结所得出的结论。年轻人生活节奏快,工作压力大,日常应酬多,精神情绪紧张,再加上有的人夜生活乐不思息,吃喝玩乐无度,饮食起居随意。"忙"或"玩"起来饱一餐饥一餐,常常水都顾不上喝,连排大便都顾不上,经常缺乏睡眠,过度疲劳等。这就必然损害健康,导致便秘。为此,年轻人要结合自己的工作、学习、生活实际,科学地安排好作息时间,做到劳逸结合,保证每日睡眠 6 小时以上,最好 8 小时。在工作学习、家务等紧张状态下,巧妙地做到忙里偷闲,有张有弛,坚持生活的规律性。只有这样,才能养成良好的生活习惯、饮食习惯和排便习惯,调治好便秘。

③年轻人适宜的便秘调养方法

●做医疗体操。能增强腹肌及骨盆肌力量,可防治便秘。此方法在办公室、家庭和其他地方均可做。其方法是:站位,做原地高指腿步行,深蹲起立,腹背运动,踢腿运动和转体运动。仰卧位,轮流抬起一条腿或同时抬起双腿,抬到 40°,稍停后再放下;两腿轮流屈伸,模仿骑自行车运动;举双腿由内向外画圆圈,以及仰卧起坐等。

●快步行走和慢跑。可促进肠管蠕动,有助于解除便秘。

●深长的腹式呼吸。呼吸时,膈肌活动的幅度较平时增加,能促进胃肠蠕动。

●腹部自我按摩。仰卧床上,屈曲双膝,两手搓热后,左手平放在肚脐上,右手放在左手背上,以肚脐为中心,顺时针方向按揉。每天睡觉前做 2～3 次,每次 5～10 分钟。

（五）中老年人便秘调养

便秘是中老年人健康生活中的一大热门话题。据调查，三分之一的中老年人都有便秘症状的发生，便秘时常影响着人到中晚年后的健康生活。

1.便秘严重威胁中老年人生命与健康 人过50岁后，身体功能逐渐衰退，各种疾病开始频频发生，尤其是中老年人的高血压、心脏病、脑血管病、糖尿病、肺炎、各类肿瘤等疾病不断增多。有便秘症状的中老年人，在排便时由于过分用力，极容易导致这些疾病的加重和恶化。例如，便秘使中老年人排便时往往用力过大，由于脑血管的和冠状动脉血流改变，脑血流量降低，可能会发生昏厥；冠状动脉供血不足者可能会发生心绞痛、心肌梗死；高血压者可能会引起脑血管意外，还可能会引起动脉瘤或室壁瘤的破裂，心脏附壁血栓脱落，心律失常，甚至还会有可能发生猝死的情况。

又如，便秘中老年人由于结肠肌层张力低，可能会发生巨结肠症；由于用力排便时腹腔内压升高，可引起或加重痔疮，强行排便时损伤肛管，还可引起肛裂等其他肛周疾病；粪便嵌塞后会产生肠梗阻、粪性溃疡、尿潴留及粪便失禁，还有结肠自发性穿孔或乙状结肠扭转的可能性。

便秘对中老年人生命与健康的这些威胁，并非是危言耸听。在我们日常生活中，在街谈巷议时，在我们身边的街坊邻居、同事和熟人中你都能有所见闻。因此，中老年人对便秘的防治尤为重要。

2.中老年人便秘的原因 引起中老年人便秘的原因较

多,各种疾病原因最为常见。例如,有肠道病变和全身性疾病,也有些患者的便秘是特发性便秘。肠道的病变有炎症性肠病,如肿瘤、疝、直肠脱垂等;全身性疾病有糖尿病、尿毒症、脑血管意外、帕金森病等。另外,中老年人便秘还有其他种种因素。经常服各种药物,某些药物容易引起便秘,如阿片类镇痛药、抗胆碱类药、抗抑郁药、钙离子拮抗药、利尿药等。此外,中老年人活动减少,膳食中缺少纤维素。这些都是促发便秘的因素。

(1)身体功能衰退:老年人便秘的患病率较青壮年明显增高,主要是由于随着年龄增长,老年人的食量和体力活动明显减少,胃肠道分泌消化液减少,肠管的张力和蠕动减弱,腹腔及盆底肌肉乏力,肛门内外括约肌减弱,胃结肠反射减弱,直肠敏感性下降,使食物在肠内停留过久,水分过度吸收引起便秘。此外,高龄老年人常因老年性痴呆或精神抑郁症而失去排便反射,引起便秘。

(2)出现不良生活习惯:中老年人牙齿不如以前,喜欢吃低渣精细食物,进食量减少,有些空巢中老年人为了方便、节省,饮食过于简单,饮食搭配单调,缺乏粗纤维,使粪便体积缩小,黏滞度增加,在肠内运动减慢,水分过度吸收而致粪便干燥造成便秘。

(3)排便习惯改变:有些中老年人,因年龄的增长、工作和作息时间的调整,在生活习惯或生活规律上有所改变,如外出旅游、长时间与朋友一起打牌等,常常忽视正常的便意,改变了定时排便的习惯,致使排便反射受到抑制而引起便秘。

(4)体力活动减少:中老年人因为某些疾病和其他因素,致使体力劳动与日常运动量减少,特别是因病卧床、乘坐轮椅的患者,缺少运动性刺激以推动粪便在胃肠道的运行,往往容易发生便秘。

(5)精神心理疾病:中老年抑郁、焦虑、强迫行为和观念等心理障碍的存在,也易于出现便秘。据研究,三分之一便秘患者在抑郁、焦虑方面的评分明显增高。

(6)肠道和全身性病变:肠道的病变有炎症性肠病、肿瘤、疝、直肠脱垂等;全身性疾病有糖尿病、尿毒症、哮喘、脑血管意外、帕金森病等。这些病变容易导致功能性出口梗阻,引起排便障碍。

(7)医源性(药物滥用)便秘:由于中老年人常常使用泻药,尤其是刺激性泻药,会造成肠道黏膜的损害,降低肠道肌肉张力,从而导致严重便秘。另外,中老年人因疾病较多,服用药物种类也多,其中有些药物会引发便秘。如阿片类镇痛药、抗胆碱类药、抗抑郁药、钙离子拮抗药、利尿药等。

3.中老年人便秘调治措施　根据中老年人身体与生活特点,对其便秘既要针对疾病积极进行治疗,又要重视生活调养,双管齐下才能有所收效。

(1)生活要有目标,饮食要讲保健:中老年人要科学安排自己的衣食住行,自己的一切生活行为都要有规律性和科学性,并且不随意改变它。这对提高生活质量,维护身心健康十分重要。比如,便秘的预防和治疗,生活有了规律性,到排便时就排便,良好排便习惯就会坚持下来,便秘就不容易发生;饮食讲究科学,针对个人便秘原因,每餐合理进食,定时定量饮水,坚决戒烟、戒酒,排便困难自会消除。

(2)保证用药安全,学会用手排便:中老年人在治疗各种疾病时,要避免服用容易引起便秘的药物,保证用药安全。如

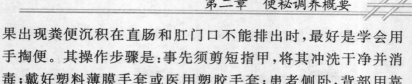

果出现粪便沉积在直肠和肛门口不能排出时,最好是学会用手掏便。其操作步骤是:事先须剪短指甲,将其冲洗干净并消毒;戴好塑料薄膜手套或医用塑胶手套;患者侧卧,背部用靠垫或被子支撑稳固,下半身垫塑料单子或纸尿布,双腿向胸前弯曲;用中指或食指触摸肛门四周,感觉到有硬块,就可判定粪便已降至肛门口;若粪便未至肛门口,应从肠道上端的腹部开始用手向下按摩、揉拿、撵压,并缓慢从腹部憋劲,以使粪便降下;将食指尖和肛门四周涂上凡士林或食用油,轻轻按摩肛门数下,做深呼吸松弛肛门肌肉,在呼气时,将手指插入肛门内掏便,硬结部分掏净后,再自行排便;掏便时动作要轻柔,忌用坚硬器械掏便,以免损伤肠黏膜。操作中若出现面色苍白、大汗淋漓,应休息后再实施;排便后,用温水清洗肛门并用湿巾热敷。

(3)注意饮食营养调理,恢复正常排便行为:严重便秘患者,在解决排便艰难后,接着就应做好饮食调理和恢复正常排便行为的调养,预防再出现严重的排便困难。

①认真做好饮食营养调理。要根据身体和消化状况配餐,老年人一般消化功能差,牙齿不好,要选择容易消化、润肠通便的食物,如红苕、南瓜、西瓜、绿豆、黄豆、芹菜、菠菜、茄子、胡萝卜、蘑菇、木耳、芝麻、核桃、蜂蜜、香蕉等。针对患者口味和消化状况,进行烹饪和制作,或磨粉,或打浆,或煮粥,或做汤,或生食,每次一个花样,坚持少吃多餐,每日要进食足够的量。每天都要喝两小盒同一品牌的益生菌酸奶,保持肠道里的菌群平衡。最好不食或少食影响粪便的肉类食品。

②积极恢复正常排便行为。患者要坚持活动锻炼,参加力所能及的运动。对体弱多病、长期卧床患者,要勤翻身,帮

助其活动四肢,勤做腹部按摩,增强胃肠蠕动功能。努力帮患者建立正常的排便习惯,可令其每天早晨起床后喝足量的水或有促进排泻粪便的饮品(如蜂糖水等),以增强便意。也可在吃足量的早餐再次增强便意后进行排便。排便前,先直立,两手掌适当用力交替拍打左右下腹部,促进粪便下行,即使无便意,也要在便器上坐坐,运用促进排便的手法:如用手用力握挤、提拿小腿肚肌肉;或两手轮换用力握挤手掌面拇指根部大鱼际肌;或用拳头捶腰骶部。这样边做边体会粪便刺激肛门就要排出的感觉,直到粪便排出。坚持下去必有效果,一段时间后就可能恢复正常排便行为习惯。

(4)适合中老年人便秘的饮食疗法:防治中老年人便秘的饮食疗法多种多样,不胜枚举。现提供如下几款供参考。

红薯蜜粥

原料:红薯约 500 克,大米 50 克,蜂蜜 10 克。

制作方法:将红薯洗净,去皮,切成小块后,与大米同放入锅中,加适量的水共同煮成粥,然后倒入蜂蜜搅拌均匀。

用法:每日 2 次,用作早餐或晚餐食用。

南瓜绿豆汤

原料:南瓜约 500 克,绿豆 50 克。

制作方法:把南瓜洗净,刮皮,切碎;将绿豆淘洗干净,与南瓜一起入锅,加水 1 000 毫升左右,熬成 500～800 毫升的汤。

用法:每日 2 次,主要用作早餐食用,一次吃不完,可当作零食。

豆米芝麻糊

原料:毛豆米(即未完全成熟的黄豆)约 100 克,粳米约 30 克,黑芝麻约 20 克。

制作方法:先将毛豆米和粳米入锅加适量水煲粥,把黑芝麻炒熟捣烂,待粥煮好后加入黑芝麻,搅拌均匀后稍煮几分钟即可食用。

用法:此粥每日早餐可多吃点,晚餐吃剩余部分。

核桃西瓜饮

原料:核桃(取仁)3 个,西瓜 500 克。

制作方法:将核桃仁温火炒熟,把西瓜洗净后去皮,两者一起放入营养调理机中打成浆。

用法:早晨起床后开始饮用,一日内可随时喝,但要注意保鲜,若不想冷饮,可适当加温服用。

(5)坚持无药疗法,加强便秘防治:中老年人如果身体和其他条件允许,应经常参加文体活动,如跳舞、唱歌、游泳、门球、杂耍、旅游、摄影等;如果身体和其他条件不允许,可经常练书法、学作画、散步、聊天、练养生功和保健操等。这样,不仅能使身体得到锻炼,维护和增强胃肠功能,还能调节和愉悦心情,保持良好的心态,对防治便秘好处极大。

总之,我们可以通过各种各样的方法和途径,在不用药物的情况下防治便秘。这里仅是"点到为止"。

(罗照春)

第三章　便秘春季调养

春季是指从立春到立夏的时段，即农历一、二、三月，包括立春、雨水、惊蛰、春分、清明、谷雨6个节气。在我国，立春时，太阳位于黄经315°，公历2月2~5日前后。立春是二十四节气中的首个节气，立春日距上一年的最后一个节气大寒有15天左右，通常是在我国农历的正月初几前后，但有时也会出现在前一年的腊月末。立春后，自然界阳气生发，寒气下行，冰雪开始融化，和煦的东风取代了寒冷的北风，万物渐次复苏，大地逐日呈现朝气。

春季为寒冬与盛夏之交的季节。立春时节，南方气候开始暖和，而北方还在寒冷中，南北温差很大。春季气候变化无常。常常是北方的冷空气和南方的暖流交汇冲突，如发生了气旋，天气便转为阴雨；气旋过后，天又转晴。民间俗语"春天孩儿脸"，就是形容春季像小孩儿哭笑一样变化多端。"人与天地相应"，春季人体的阳气也顺应自然，向上向外疏发，气血活动渐强，新陈代谢渐旺，肝气开始亢盛。随着气候变暖和户外活动的增多，人们的精神活动亦开始活跃起来。这些生理上的变化，都给春季养生提出了顺应自然变化的新要求，便秘患者的春季调养也是如此。

一、春季调治　辨证用药

中医学认为,春季容易便秘,是因为在寒冷的冬季,人体毛孔闭合,体内阳气不得宣泄,加上人们习惯于冬季进补和新春佳节连续进食烧、烤、煎、炸等食品居多,使胃肠内热蕴积等原因所致。由于粪便秘结,常因蹲厕排便用力憋气,还会导致痔疮,发生肛裂出血等情况。春季便秘比较严重时,排便很困难的人若需要药物治疗,必须针对个人情况,进行辨证论治。

(一)气虚型便秘用药

患者多见于平素体质孱弱,容易伤风感冒的人。可能由于平时缺乏体育锻炼和体力劳动,加上工作、学习压力过大,生活节奏过快,以及营养失调等原因,故出现气虚,胃肠乏力,以致粪便无力排出。症见数日粪便不通,粪便或硬或软,排便时虽用力但难排出;面色苍白,神疲肢倦,气短懒言,自汗淋漓,舌淡胖,苔薄白,脉虚无力。治宜补气益脾,润肠通下。用药:黄芪建中丸口服,每次 1 丸,每日 1～2 次,温开水送服;或用补中益气丸口服,每次 10 克,每日 1～2 次,蜂蜜水或温开水送服;或用黄芪 15 克,白术 12 克,火麻仁 12 克,杏仁(打烂)9 克,桔梗 6 克,水煎服,每日 1 剂;或用党参 20 克,白术 12 克,升麻 3 克,炒枳壳 6 克,瓜蒌仁 12 克,水煎服,每日 1 剂。

（二）气滞型便秘用药

患者容易出现情志失调，爱动肝火，或郁郁寡欢，以致肝郁气结，殃及胃肠，腹胀嗳气，便秘顿生。症见精神抑郁，目无神气，不思饮食，默默无言，或言则冲动，喜太息，舌淡红，苔薄白，脉弦紧。治宜开郁解气，和解通便。用药：木香槟榔丸口服，每次 10 克，每日 1～2 次，温开水送服；或用山楂内消丸口服，每次 10 克，每日 1～2 次，温开水送服；或用炒枳实 12 克，焦槟榔 10 克，杏仁（打烂）10 克，厚朴 6 克，水煎服，每日 1 剂；或用炒莱菔子 12 克，炒枳壳 10 克，大黄（后下）10 克，水煎服，每日 1 剂。

（三）积热型便秘用药

患者平素可能多喜食牛肉、羊肉、猪肉和狗肉等肥甘食品，加上嗜好辣椒、花椒、胡椒、大蒜和红油赤酱等调味品，胃肠内火气太盛，灼干津液。症见粪便数日不解，面色发红，粪便干燥，硬结如球，腹胀或痛，口干口臭，舌黄少津，脉数有力。治宜祛热消积，润肠通便。用药：麻仁丸口服，每次 1 丸，每日 1～2 次，温开水送服；或用牛黄解毒丸口服，每次 1 丸，每日 1～2 次，温开水送服，孕妇忌用；或用清宁丸口服，每次 10 粒，每日 1～2 次，温开水送服，孕妇忌用；或用甘草 6 克，大黄（后下）12 克，芒硝（后下）10 克，水煎服，每日 1 剂。

（四）血虚型便秘用药

患者多为年轻女性，平日爱美，可能为了减肥，把水果、蔬菜等植物类食品作为主食，很少摄取高蛋白、高脂肪及高热能动物性营养食品；还有一部分因病手术者和产妇等，因胃肠道缺少气血滋养，无力推动食物残渣排出体外，故出现便秘。症见粪便数日不通，痔疮、手术后或产后失血，面色无华，头晕目眩，心悸气短，指黯甲反，舌淡，苔白，脉细弱。治宜补脾养血，润肠通便。用药：尊生润肠丸口服，每次 1 丸，每日 1～2 次，温开水送服；或用五仁丸口服，每次 10 克，每日 1～2 次，温开水送服；或用生地黄 30 克，白术 15 克，水煎服，每日 1 剂；或用当归 15 克，火麻仁 15 克，松子仁 15 克，柏子仁 15 克，水煎服，每日 1 剂；常吃猪血菠菜汤也有一定疗效。

除以上药物治疗方法外还必须强调，无论是哪一种类型的春季便秘，都应根据个人体质情况，选食富含膳食纤维的五谷杂粮和时令水果蔬菜（如香蕉、黄瓜、菠菜、芹菜、大白菜、土豆、山药、豆芽等）；适当吃一些富含植物油的干果（如核桃、花生、芝麻、松子等）；要戒烟、忌酒，少吃肉，最好不吃辛辣食物。同时，要劳逸结合，参加体育锻炼，或适当参加体力劳动；加强心理调适，保持良好心态。

二、调节生活　适应气候

临床经验证明，即便是严重便秘者，也要"三分治疗，七分调养"。若不遵循科学合理的方法好好调养,药物治疗也只能收到暂时的效果。从远期效果来说,"便秘不调养,治了也白治"。人体健康与季节变化密切相关,尤其是冬春之交。有些人在从寒冬腊月跨入春季的气候变化中,个人体质和健康状况很难适应,出现不良情绪,导致肝气郁滞不畅,神经内分泌系统功能紊乱,机体免疫力下降,从而引发各种疾病,如感染性疾病、精神疾病、肝病、心脑血管疾病、便秘、痔疮等。

据调查和研究证实,春季经常参加活动锻炼、注意劳逸结合、重视冷暖变化和注意加强营养的人,不仅会增强抗病能力,减少发生疾病的概率,还会思维更敏捷、办事效率更高,不易产生疲劳,为全年生活与健康打下良好基础。

(一)劳逸结合,运动锻炼

冬去春来,万物复苏。"春困"是人在旧一年之末向新一年之始的转换时节,对自然界适应过程中的一种生理反应现象。跨过严冬,从春寒料峭至春暖花开,人体功能越来越活跃,皮肤舒展,末梢血液供应增多,汗腺分泌也增多,身体各器官负荷加大,而中枢神经系统却发生一种镇静、催眠作用,肢体感觉困倦。这就出现了人们常说的"春困"。

在这种"春困"时节,如果人出现"春困"现象,就要注意自我调节。首先要调整好自己的情绪,以免伤肝,肝火上扰容易影响脾胃功能,从而为消化道疾病敞开大门。同时要调整好自己的生活,安排好日常作息时间,如果实在感到困倦,就补睡 15～30 分钟的午觉,以消除疲劳。还可通过调理个人饮食来消除春困,如用茯苓煮粥或用莲蓉、红枣煮粥,可补脾气不

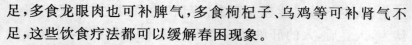

足,多食龙眼肉也可补脾气,多食枸杞子、乌鸡等可补肾气不足,这些饮食疗法都可以缓解春困现象。

春季调养,注意劳逸结合,加强运动锻炼或体力劳作十分重要。如果贪图困睡,懒得活动,人体就难以适应春季阳气升发的特点,对健康十分不利。因此,我们要适应春季气候变化,安排好每天的生活,做到早睡早起,经常活动锻炼,平时多到空气清新的户外,根据个体健康状况,选择适当的运动和休闲项目,如散步、慢跑、拳类、球类、歌舞、体操、放风筝等等。室外那些树林里,江河湖边的空气里,都充满着春天的生机。这些地方的空气中存在着负氧离子。它有止咳、消除疲劳、调节神经、降压、镇静等功效。在室外的这些地方活动锻炼,能改善呼吸、血液循环和新陈代谢状况。节假日到郊外踏青,亲近自然,积极适应季节和大自然的变化。这样让机体吐故纳新,让筋骨得到舒展,让内心增添快乐,从而保持朝气蓬勃的精神状态,进一步提高身心健康的水平。

(二)加强营养,甘平微温,选好食物

所谓加强营养,就是在我们每天的饮食中,要求主食高热能,保证充足的优质蛋白质和维生素。人体所需的高热能主要在五谷杂粮中获得;优质蛋白质主要在奶类、禽蛋类、肉类中获得;维生素主要在各种蔬菜水果中获得。春季人的新陈代谢开始旺盛,纳食量增加。但是,春天冷热交替,变化无常,严重威胁人体健康;风多雨少,气候干燥,人体水分易流失。如果饮食不当,营养失去平衡,上火损伤肝脏、脾胃,多易造成风寒感冒、头痛发热、便秘、痔疮等病发生。有研究表明,饮食

过量、缺少 B 族维生素是引起"春困"的原因之一。还有研究认为,入春后,人的肝脏就像春天的树木那样生发,对营养的需求量急剧增加,如果营养跟不上,会导致肝虚。人一旦肝虚,就不能耐受疲劳。所以,要把加强春季营养调配,讲究食物选择和饮食的适量摄入放在重要位置上。要着重选用甘平、微温食品,避免吃油腻生冷的东西和过多酸性的食品。坚持多食易于消化的高蛋白和富含维生素及微量元素的食品,多食富含碳水化合物的食品,避免春燥上火所导致的肝火过旺而对脾胃的损伤。

如每天主食以谷类、豆类、薯类等杂粮为主,加上奶制品和时令果蔬,要比油腻和烧、烤、煎、炸肉类食品容易消化吸收,而且会保证提供身体所需能量,很好地保护肝脏和胃肠,有效防治便秘的发生。顺应气候的变化是饮食养生的最基本法则。春季的气候变化一般分为早春、春季中期和春季晚期 3 个时段。春季的饮食调养应当遵循这 3 个时段气候变化的特点来实施。这 3 个时段的饮食调养如下。

1.早春时节 是冬春交换阶段,气温仍比较寒冷,人体内消耗的热能亦较多,所以宜于进食偏于温热的食物。饮食原则为选择热能较高的主食,并注意补充足够的蛋白质。饮食除米面杂粮之外,可增加一些豆类、花生、乳制品等。例如,对一般成人来说,早餐牛奶 1 袋(250 毫升左右),主食 100 克,小菜适量;午餐主食 150 克,瘦肉(或豆制品)50 克,青菜 200 克,蛋汤或肉汤适量;晚餐主食 100 克,蛋鱼肉类(或豆制品)50 克,青菜 200 克,豆粥 1 碗。

2.春季中期 为天气变化较大阶段,气温忽冷忽热,温差变化大。气温较低时,每日饭菜可参照早春时段的饮食要求进行;在气温较高时,可增加青菜的食量,减少肉类的食用。

3.春季晚期 为春夏交换阶段,气温偏热,饮食宜清淡。这时的饮食原则要求选择清淡食物,并注意补充足够的维生素,如饮食中应适当增加青菜。例如,一般成人早餐豆浆 250毫升,主食 100 克,小菜适量;午餐主食 150 克,鱼蛋肉类(或豆制品)50 克,青菜 250 克,菜汤适量;晚餐主食 100 克,青菜200 克,米粥 1 碗。每日除三餐之外,还要多吃一些水果,因为水果中所含的维生素和矿物质对增强体质有益。

三、调养五脏 养肝为要

中医学认为,春季,肝在五行中属木,在五气中属风。《素问·阴阳应象大论》中有"在天为风,在地为木,在体为筋,在脏为肝"的记载。《临证指南医案·木乘土》指出,"肝为风木之脏,又为将军之官"。根据"顺应天时养生"的观点,春季应重点保养肝脏,若稍有疏忽,就会引起肝火过旺,导致"上火"。很多人一到春季就会出现嘴角溃疡、口舌生疮、咽喉发炎、眼睛干涩等情况,就是肝火过旺引起的。肝火过旺易伤津,导致体内水分减少,而这正是便秘的主要原因之一。肝属木,脾属土,故肝火过旺易伤及脾胃,导致脾胃虚弱、消化系统功能紊乱。而消化不良也是导致饮食停滞、脘腹胀痛,发生便秘的主要原因之一。按照中医"四季侧重"的养生原则,春季补五脏应以养肝为先。

药补不如食补,养肝也是如此。因此,春季饮食调养,以养肝为主是防治便秘的重要措施。

（一）营养肝脏的最适宜食品

奶制品是全营养食品，春天多喝奶能满足人体生长、消耗和促进健康等多方面营养需求，对肝脏十分有益，是各类人群春季养生的首选佳品。奶制品中，益生菌酸奶更好，对所有人都适宜。

但是，对绝大多数人而言，奶制品只能作为日常食用品的一小部分，而最多的还是平日饭菜。据多项研究报告和多数专家推荐，春季营养肝脏的食用品，最适宜的是：谷类，如糯米、黑米、高粱、黍米；豆类，如黄豆、绿豆、扁豆等；果实，如红枣、桂圆、核桃、栗子；鱼肉类，如青鱼、甲鱼、鸡肉、兔肉、牛肉、羊肉、猪瘦肉等，对肝脏有良好的营养保健作用。

（二）养肝防寒选食温补品

春季尤其是初春，虽然天气渐暖，但仍有冬季的余寒。所以，要多吃些温补阳气的春季时令食品，如韭菜、大蒜、洋葱、芥菜、香菜、生姜、葱等。这类新鲜时令蔬菜，既可以疏散风寒，又能够抑杀病菌。初春还可选食能益肝祛寒的谷物类食品，如黑米粥。黑米性平味甘，含 15 种氨基酸及多种维生素，能益肝补脾，养胃滋肾，为春季进补佳品。此粥最适宜于肝肾虚损患者，妇女产后体虚等。

（三）以血补肝选食动物血

肝主藏血，以血补血是中医常用方法，而鸭子血最适宜于春季养肝。鸭血性平，营养丰富，取鸭血 100 克，鲫鱼 100 克，白米 100 克同煮粥服食，可养肝血，辅治贫血，同时这也是肝癌患者选食的佳肴之一。

（四）疏肝养血菠菜最适宜

菠菜富含多种维生素和微量元素，营养价值，可与牛奶相比。科学家发现，菠菜中至少有 13 种不同的类黄酮素成分，同时具有抗氧化与抗癌的功效。菠菜为春天的应时蔬菜，具有滋阴祛燥，疏肝养血等作用，对肝气不疏，并发胃病的辅助治疗有良效。

（五）疏肝清热选食豆芽菜

豆芽有清热功效，有利于肝气疏通、健脾胃。人们常称谓的豆芽，一般是指黄豆芽和绿豆芽。目前，市场上又新增添了黑豆芽、豌豆芽、蚕豆芽等新品种。虽然豆芽菜均性寒味甘，但功效不同。绿豆芽容易消化，具有清热解毒、利尿除湿的作用，适合湿热郁滞、口内干渴、小便赤热、粪便秘结、目赤肿痛等人群食用；黄豆芽健脾养肝，春季适当吃黄豆芽，有助于预防嘴角溃疡；黑豆芽养肾，含有丰富的钙、磷、铁、钾等矿物质及多种维生素，其含量比绿豆芽还高；豌豆芽护肝，富含维生素 A、钙和磷等营养成分;蚕豆芽健脾,有补铁、钙、锌等功效。豆芽最好的吃法是和肉末一起氽汤,熟了放食盐和香油等作料即可,尽量保持其清淡口味。豆芽最好随时买来就吃,不宜久放。

(六)养肝护胃选食胡萝卜

胡萝卜含有丰富的胡萝卜素、维生素 A、维生素 C 和 B 族维生素等营养成分。胡萝卜所含的大量胡萝卜素有补肝明目作用;其植物纤维吸水性强,在肠道中体积容易膨胀,是肠道中的"充盈物质",可加强肠道的蠕动,从而利膈宽肠,通便防癌;维生素 A 是骨骼正常生长发育的必需物质,有助于细胞增殖与生长,是机体生长的要素,对促进婴幼儿的生长发育具有重要意义;胡萝卜素转变成维生素 A,有助于增强机体的免疫功能;所含的槲皮素、山萘酚能增加冠状动脉血流量,降低血脂,促进肾上腺素的合成,还有降血压及强心作用,是高血压、冠心病患者的食疗佳品。胡萝卜味甘、性平,入肺、脾经,具有健脾消食、润肠通便、杀虫、行气化滞、明目等功效。胡萝卜最适宜在天气较冷时吃。它的吃法很多,做成熟食吃和生吃均可,但生食时某些营养成分(如维生素 A)不易被吸收。胡萝卜与其他食物搭配可做出很多美味可口的食品。如果把胡萝卜搅碎取汁,把水烧开后与蜂蜜、香油(还可根据个人口味选择其他合适配料)一同倒入锅内煮沸,制作成胡萝卜汁,食用后有清洁肝脏,排泄体内脂肪和胆汁的作用。肝脏能长期贮存大量维生素 A,随时供体内需用。我们应经常食用胡萝卜,以清洁肝脏,并让肝脏储备更多的维生素 A 和多种营养物质。

（七）排毒养肝要喝蜂蜜水

据研究，蜂蜜中含有的约 35％葡萄糖、40％果糖，都可以不经消化过程，就能直接被人体吸收利用。蜂蜜含有与人体血清浓度相近的铁、钙、铜、锰、磷、钾等多种矿物质和一定数量的维生素 B_1、维生素 B_2、维生素 B_6。蜂蜜中含有淀粉酶、脂肪酶、转化酶等，是食物中含酶最多的食品。酶是帮助人体消化、吸收和一系列物质代谢及化学变化的促进剂。蜂蜜不仅是滋补、益寿延年食品，又是治病之良药。明代医药学家、《本草纲目》作者李时珍指出："蜂蜜入药之功有五：清热也；补中也；润燥也；解毒也；止痛也。生则性凉，故能清热。熟则性温，故能补中。甘而和平，故能解毒。柔而濡泽，故能润燥。缓可以去急，故能止心腹肌肉创伤之痛，和可以致中，故能调和百药，而与甘草同功。"蜂蜜的功效很多，食用方法尽人皆知，可以根据自己的爱好来采取各种饮用方法。如用蜂蜜 30克，食盐 3 克，加凉开水调匀，每天早晚各服 1 次，有良好的润肠通便作用，尤其适宜于老年人、体弱者、病后有便秘的患者。

（八）以肝补肝最好食鸡肝

鸡肝味甘而温，补血养肝，为食补养肝佳品，较其他动物肝脏补肝的作用更强，还有温胃作用。制作食用方法是：取新鲜鸡肝 3 具，大米 100 克，同煮为粥服食。它能治中老年人肝血不足，饮食不佳，眼睛干涩或流泪。中老年人肢体麻木，宜用鸡肝 5 具，天麻 20 克，两味同蒸服，每日 1 次，服用半个月可见效。

（九）温补阳气选食红枣黍米粥

红枣和黍米煮粥食用能温补阳气,有补气血、益肝、健脾、和胃功效,适用于脾胃虚弱所致纳呆便溏、气血不足、血小板减少、贫血、慢性肝炎、营养不良等。

（十）补肝养胃选食茄汁青鱼片

青鱼补肝明目,养胃健脾。适用于久病体虚、神经衰弱、慢性肝炎、慢性肾炎。

（十一）养肝抗寒选食韭菜猪肝汤

韭菜性温辛香,春天吃最能助益阳气,以其配猪肝可补养肝血。适用于肝病、夜盲症、便秘等疾病。

（十二）以味补肝慎用食醋

中医学认为,醋味酸而入肝,具有平肝散瘀,解毒抑菌等作用。肝阳偏亢的高血压老年患者,每日可食醋 40 毫升,加温水冲淡后饮服。还可用食醋浸渍鸡蛋或醋泡黄豆,食蛋或豆,疗效颇佳。平时因气闷而肝痛者,可用食醋 40 毫升,柴胡粉 10 克冲服,能迅速止痛。

但是,中医学还认为,春季与五脏中的肝脏相对应,很容易发生肝气过旺,对脾胃产生不良影响,妨碍食物正常消化吸收。甘味食物能滋补脾胃,而酸味入肝,其性收敛,多吃不利于春天阳气的生发和肝气的疏泄,还会使本来就偏旺的肝气更旺,对脾胃造成更大伤害。这正是慢性胃炎和胃溃疡在春季容易复发的原因之一。因此,慢性胃炎和消化性溃疡患者春季就不宜过多食用醋。

(十三)养肝护肝药膳方

1.猪肝粥　猪肝(用羊肝、牛肝、鹅肝亦可)50克,粳米100克。将猪肝洗净,切碎,与粳米同煮成粥。有益气生血、养肝补虚的作用。适用于身体虚弱或慢性肝病患者。

2.胡萝卜猪肝粥　胡萝卜50克,猪肝50克,粳米100克。将胡萝卜、猪肝洗净,切碎,与粳米同煮成粥。有补益肝肾,养血明目的作用。适用于肝肾不足所致的视物模糊、双目干涩等。

3.枸杞甲鱼羹　枸杞子30克,甲鱼500克。将枸杞子洗净,切碎;甲鱼宰杀,去内脏,切块。将食材一起放入砂锅中,煮40~60分钟,再放葱、姜、食盐、醋少许调味。有补益肝肾,滋阴强壮的作用。适用于躯体虚弱,肝肾不足所致的体弱无力、阴虚盗汗、视物不清、面色无华者。

4.天麻鱼头汤　天麻10克,胖头鱼头1个。将天麻洗净,鱼头洗净并劈开,加入葱、姜、醋、食盐调味,放入砂锅中煮半小时,食肉喝汤。有平肝潜阳、息风止痉的作用。适用于肝阳上亢、肝风内动所致的头晕目眩、头痛眼花、肢体麻木等症。

5.罗布麻茶　罗布麻5克,用开水浸泡(如泡茶)20分钟,代茶饮用。有平肝潜阳,镇静降压的作用。适用于肝阳上亢所致的头痛头胀、头晕目眩、烦躁易怒等。

6.菊花决明茶 菊花 5 克,决明子 5 克,用开水浸泡半小时,代茶饮用。有清肝明目,润肠通便的作用。适用于肝火上炎所致的头胀痛、头目眩晕、目赤肿痛及便秘等。

7.四鲜素烩 新鲜百合 20 克,新鲜番茄 1 个,新鲜黄瓜 1 根,新鲜山药 50 克,食盐、糖、食用油、葱花、鸡精各少许。将百合洗净后放进盘中待用;番茄放在开水中焯后去皮,切成小片放盘中待用;山药去皮,洗净后切成片,放盘中待用;把黄瓜去皮,洗净后切成小片放盘中。锅内放入食用油,待烧热后放葱花爆锅,把百合、番茄、山药、黄瓜倒入锅中一起翻炒,放入食盐、糖,炒熟前放入少许鸡精,再翻炒几下,出锅即可。有祛热润肺,健脾通便作用。最适合 5 个月以上宝宝食用。

8.拔丝白薯 白薯 500 克,白糖 250 克,食油 15 克,枸杞子 10 克,葡萄干 100 克。将白薯洗净,切成滚刀块,入油锅中炸成金黄色。炒锅烧热,入油少许,加入白糖溶化,熬成金黄色,用筷子头蘸点糖试试能拔丝时,立即将刚炸好的白薯倒入糖锅内,同时倒入枸杞子(蒸熟)、葡萄干翻动,立即出锅上盘,并立即食用。炸完白薯距下入糖锅的时间不可太长,以免薯块过凉,影响拔丝和口味。如同时两锅分头进行更好。特点:薯块外焦里嫩,食之满口甜味。此品有助消化,帮助吸收养分,加速新陈代谢和促进肠胃蠕动的功效,可利粪便,治便秘,提供身体热能。最适宜 3 岁以下儿童食用。

9.红薯芝麻汤 红薯 1 个,洋葱(切薄片)四分之一个,高汤 400 毫升,牛奶 100 毫升,黄油半匙,食盐和胡椒少许,黑芝麻适量。把红薯去皮,切成 3 厘米的长条,洗净;将黄油放入锅中温热;洋葱用中火炒软,加入红薯,炒至半熟;将炒好的红薯与洋葱倒入高汤锅中,用中火煮,等红薯变软后取出捣碎,加入牛奶、食盐和胡椒,倒入器皿中,撒上黑芝麻即可饮用。能缓解便秘,祛淡色斑。

（罗照春）

第四章　便秘的夏季调养

夏季是一年中最炎热的季节。在北半球,我国习惯将立夏作为夏天的开始,气象学上的夏季要推迟到立夏后25天左右;我国古人把农历四、五、六3个月算作"夏天",现代人把公历六、七、八3个月当作夏季;西方人则普遍称夏至到秋分为夏季。在南半球,一般是十二月、一月和二月被定为夏季。气象学对夏季科学的划分方法是,平均气温22℃以上为夏季。"夏天",由于气温常常超过人类生活最适宜的温度,而打乱了生活规律。夏季养生对便秘的调养,就是要针对夏季给人带来的不适应问题进行调整,让自己在酷热的环境下能保持健康,安然度过高热生活环境。

一、夏季便秘发生原因

夏季气候炎热,特别是在酷暑高温环境下,会让人着急上火、疲惫倦怠、焦虑不安、心烦意乱,稍遇不顺心的事还会发生恼怒或暴躁情绪。在夏季生活中,有些人为图过瘾痛快,回家就把冰箱里的生、冷瓜果等食品拿来当着饭菜食用。口渴就喝冰镇饮料。用这些食物把肚子填饱后就躺在空调房睡觉。有些人为图简节舒服,回家就喝稀饭、吃馒头、咸菜或方便面,吃了就冲冷水澡。有些人因天热,经常在里弄餐馆或街面小吃摊上就餐,饭后就到凉快地点玩耍,经常和朋友一闹腾就是一夜晚。还有些常宅家中的男女老少,生活很随意,饮食不讲究……总之,各种各样无节制、无规律的夏季生活,会使人的健康受到很大损害,极易导致各种疾病的发生。例如,感冒发烧,腹胀、胃肠疼痛,尤其是腹泻或便秘交替的"过敏性肠道症候群"、功能性便秘发生的概率最大。这会导致消化性溃疡、慢性胃炎复发或加重,从而让便秘更严重地危害人体健康。

发生过敏性肠道症候群、功能性便秘的人经常会反复腹泻或便秘,但经检查身体没有异常。据研究报告,过敏性肠道症候群、功能性便秘颇具时代特征。自从跨入 21 世纪以来,患有这两种疾病的人数急剧增加,甚至成了一个倍受关注的世界性医学课题。

研究已揭示,人的肠管运动是受自律神经平衡控制的。在自律神经中,副交感神经会成为"加速器",发出引发腹泻的信号;另一个交感神经起到"刹车"的作用,发出引发便秘的信号。人一旦精神紧张加剧,"刹车"和"加速器"就会失去平衡,而这就成为出现粪便异常的重要原因。无论是急性腹泻还是慢性便秘,只要出现粪便异常,肠内细菌的数量就会减少。特别是肠内有益细菌,在总数上会有意识地减少。有专家学者说,大肠中的肠内细菌数量和种类越多,人的免疫反应就越会上升。而被称为"免疫控制塔"的小肠,在正常状态下几乎没有细菌,有一个非常良好的控制免疫的环境。但是,人的精神紧张等问题的出现,却会让小肠出现混乱,从而会患上局限性肠炎和溃疡性大肠炎。局限性肠炎会导致小肠、大肠出现炎症、溃疡。溃疡性大肠炎会导致大肠出现溃疡,便秘就会越来越严重。发生这种疾病与精神紧张、饮食问题引起的消化道运动异常及人体免疫反应是息息相关的。

从以上内容可见,在夏季酷暑高温环境下,如何针对人们日常生活中出现的各种问题进行调养,显得十分重要。

二、节制生活养胃固本

骄阳似火的夏天,所有的人都需要强化自我控制能力,做到有节制、有规律的夏季健康生活,这样才能防治过敏性肠道症候群和功能性便秘的发生,在夏季便秘调养中应当注重采取如下主要措施。

(一)调整心态

夏季易产生的焦虑不安、心烦意乱和稍遇不顺心就发生恼怒、暴躁的情绪,是诱发便秘的重要原因之一。在酷热的夏天,调整好心态是防治便秘的关键。俗话说,"心静自然凉",这是有一定科学道理的。人的心态好,心能静下来面对一切,就不会以感情用事,而是冷静地想办法,来找到解决问题的对策。对待炎热亦是如此。如心情好的人,面对酷暑高温给生活、学习、工作带来各种各样的麻烦、艰苦甚至危害,就会联想到童年回答大人提出的问题,"冬天好还是夏天好?"那时的心里首先想到的是,"冬天能出去打雪仗、堆雪人、滑冰,还过年……冬天好!"可是又想到,"冬天不能吃到新鲜的桃、梨、苹果、西瓜等很多很多好吃的,也不能到美丽的江河湖海游泳,更不能放很长的暑假出去旅游……夏天好!""我喜欢冬天还是夏天呢?"最后的答案是"冬天夏天都好,我都要!"无论男女老少,有了这样天真烂漫而又能权衡一切事物的想法和心态,在夏季的严酷考验中,心理防线就不会被击垮,什么焦躁烦恼等不良心绪都不会在你身上出现。无论任何人,只要拥有一个好的心态,就能让自己随时保持一个好心情。有好心情的人是没有烦忧、没有急躁、没有恼怒的。好心情是一种无形的力量,能调动和发挥全身心的潜力。心情好的人,面对酷热夏季生活环境的各种挑战,一定是胜利者!

(二)谨慎洗澡

洗澡是夏季里每天生活的重要部分,不能马虎。要控制好自己,一定要做到:无论是劳作(包括脑力劳动和体力劳动)过后,还是从外面回家以后,都不要马上洗澡,而应适当休息片刻,舒缓一会儿身体再洗澡,以免在疲劳状态中免疫力低的情况下,身体不适,造成心脏、脑部供血不足,发生晕厥,对脾胃影响不良而受伤害;不要在饭后立即洗澡,以免减少消化系统血液流量,影响胃功能降低,可在饭后适当休息30分钟至1小时再洗澡为好;不要冲凉水澡,更不要在冷水中浸泡,应以温热水冲洗为宜,以免有些体质差的人因身体内外冷热悬殊变化而受到强烈刺激,发生胃肠痉挛等疾症。洗完澡后不要水淋淋的进空调房吹冷风,或坐在电风扇下吹,一定要把全身擦干净。只有这样谨慎对待洗澡,才不会因洗澡而使人体胃肠道受到刺激,出现感冒发热、咳嗽和胃肠不适、腹痛等疾症。

（三）善用空调

空调温度应控制在27℃～28℃为宜。室内外温差不能太大，调节在相差3℃～5℃最好。空调出风口不能直接对着身体吹，要远离人体。尤其是孕产妇、婴幼儿、中老年人、病人和身体虚弱者，千万不能贪凉，睡觉时最好不要开空调，让其他房间空调开着，能使自己卧室维持28℃左右的温度就可以了。每天早晚室外空气降低时，空调房要停用，打开门窗透透新鲜空气，让室内得到净化，以免室内空气中的有毒有害物质引起人体过敏等。

（四）讲究饮食

中医学认为，肾为先天之本，脾胃为后天之本。如果脾胃不好就会影响人的饮食，亦即影响胃肠消化和吸收身体所需要的营养成分。胃主受纳腐熟水谷，不健康的生活习惯对胃肠的伤害最大。例如，饮食无规律、无节制，边走边吃、边看报边吃，生的冷的想吃就吃；饥饱无定数，爱吃的吃撑了还吃，不爱吃的空着肚子也去劳作，有的"过食肥甘，食滞不化"，有的"气机受阻，胃失和降"……这些夏季不良饮食习惯，都会损害胃肠道的正常功能。饮食调养必须先纠正个人的这些不健康生活习惯，只有这样才能达到养胃固本的初期目标，否则，其他再好再见效的途径和做法都无从谈起。

夏季饮食应注重清淡和卫生，营养均衡，以温、软、淡、素、鲜为宜，做到定时定量，少食多餐。因夏季白天时间长，人体消耗量大,每日 3 餐显得不够时,最好 4～5 餐,如老年人早餐在上午 7:00 左右吃,10:00 左右应当吃点易消化的流质饮食或果品;中餐在 12:30 左右吃,到下午 4:00 左右再补充一餐营养粥;晚餐应安排在晚 7:00 左右,饮食以清淡为宜。无论男女老幼,用餐时要养成"细嚼慢咽"的好习惯,使胃肠道易于消化;不要吃过油、过甜、过酸、过咸、过辣、过冷、过烫、过硬等食物;不要吃过量的水果和长时间在冰箱里储存的食品;切忌暴饮暴食和烟、酒。有些人夏天喜爱把啤酒当饮料大量饮用,这对胃肠道的直接损害很大。夏季最好的饮料是温凉的白开水,啤酒决不能当饮料喝。大量喝啤酒会引起慢性胃炎,还会使慢性胃炎患者病情加重,或促使病情反复。据研究,胃黏膜主要合成一种叫前列腺素 E 的物质,前列腺素 E 能抑制胃酸分泌,保护胃黏膜,而缺乏前列腺素 E 可引起胃黏膜损害。喝大量啤酒,可抑制或减少胃黏膜合成前列腺素 E。另外,慢性胃炎病人大量饮用啤酒后,普遍感到上腹胀满,烧灼感加重,嗳气频繁,食欲减退;萎缩性胃炎患者饮后症状尤为显著。这些人喝啤酒后在胃镜下可见胃黏膜充血增多。所以,患有慢性胃炎的人应少喝啤酒,最好是不喝。

(五)适当休养

这是人从生理和心理上得到松弛,消除或减轻疲劳,恢复精力所必需的要求和过程。没有好的休息就没有好的体质。炎热的夏季,人的身心在各个方面都要有很多的付出和消耗,尤其需要好的休息。所谓好的休息,强调的是要注意劳逸结合,不能过度疲劳,若疲劳后不要勉强坚持工作下去,应随时适当休息和调整；同时，还强调要保证应有的睡眠时间。目前，一般认为成年人的睡眠时间有7～8小时即可。美国加州大学有项关于睡眠时间的研究报告称，"天天睡眠8小时会让你死得更快"。这项研究发现，天天仅睡眠6～7小时的人，比天天睡眠超过8小时或少于4小时的人死亡率要低很多；即使是只睡5小时的人也要低于睡够8小时的人。研究者揭示说，当你醒来却还赖在床上时，你缩短了接触阳光的时间，体温也会由于身体长期处于不活跃状态而变得过低，从而分泌出大量的褪黑素这种可以促进睡眠的人体激素，这样你接下来的一天会感到更累而且昏昏欲睡。而这种昏昏欲睡又会阻碍你在晚上进入深度睡眠。只有充分的深度睡眠，人体的生理性能才能得到充分的修复，免疫系统才能得到加强，而能量也能得到充分补充。延长睡眠时间并不一定能填补自己的睡眠不足，恰恰相反，如果一味地赖在床上，却没有得到高质量的睡眠，这对人体反而有害无益，甚至会缩短你的生命。当然，这只是一项研究发现，并未完全定论，只能作为参考。但是，不重视劳逸结合，长期过度疲劳，熬夜玩乐无度，作息时间无规律和睡眠不好，对健康的损害极大。这已成为学术界的共识，我们应当遵循。

(六)消暑健胃

苦夏之"苦"始于胃肠。暑气肆虐，胃肠受害最大。居家消暑健胃防治便秘，可用以下偏方。

1.药浴 用薄荷、白术、枳实、石菖蒲、菊花、香薷各15克，煮成药液，进行沐浴。有解暑、健脾、消热之效。

2.按摩 按摩双侧太阳穴（额头两侧），合谷穴（拇指和食指之间，虎口根部），足三里穴（膝盖外下缘凹陷处向下移三指，再向外移一指处），分别按摩约 10 分钟，如加薄荷锭或清凉油按摩，效果会更好。有明目、醒脑、健脾、开胃的作用。

3.食疗 适当吃些发汗的食物，如生姜，有发汗、止吐、兴奋等作用，是夏季健胃的首选。食欲欠佳时，可用生姜 15 克、红糖 5 克加水煮成姜糖水饮用；当胃胀、恶心、便秘时，可用生姜和橘皮各 15 克，煮成生姜橘皮饮，有健脾、通气之效；也可食用辛凉的薄荷糖，使全身毛孔微微张开，收到促发汗液的效果。同时，还应多食用有利于体内排泄的食物，如薏苡仁，可促进体内血液和水分的新陈代谢，有利尿消肿的作用，只需单用薏苡仁煮粥，也可根据自身情况添加些辅料，若胃口不佳添加生姜，血虚添加红枣、红糖等；冬瓜做菜煮汤既有很好的消暑作用，又有良好的利尿功效。

三、因人而异适量运动

运动是便秘调养必不可少的内容，夏季也不能缺少。但是，运动过量也可致便秘，所以夏季运动锻炼一定要因人而异，选择好运动的方式方法，把握好度，进行适量的运动很有必要。

（一）夏季运动锻炼，选择自然环境

天气炎热，很多人把运动从室外移到了室内。但人一多，健身房的空气就难免变坏,让人感到透不过气来。夏季锻炼不应仅仅钻在有空调的密闭健身房内,在这样条件下的运动锻炼并不好。大家还是要多在自然环境里锻炼,才能提高人的耐热能力,使机体更好地适应炎热的自然气候。要定时进行户外有氧运动,如每天 20 分钟左右散步、做操、骑自行车等。游泳是夏季最好的运动项目,有条件时应首选游泳。夏季高温使人体能量消耗较多,因此运动量不能太大。锻炼的时间可以安排在早晨 7:30 前,或下午 6:00 以后。运动过程中要注意补充水分,当感到体温上升、头昏、头痛、口干舌燥等身体不适时,要随即停止运动。

(二)高温天气,中老年人不宜户外运动

中老年人脏器功能渐渐衰退,体内的水分比年轻人少15％左右,其抗热能力远远差于年轻人,中老年人在高温天气下发生中暑的概率明显高于年轻人。中老年人的血液浓度本来就比较高,在高温天气锻炼,血液浓度会进一步增高,血液黏稠度也随之升高,较容易诱意外疾病。因此,当气温达到30℃～33℃时,老年人要减少运动量,最好选择早晨或晚上较凉爽时锻炼,时间以半个小时左右为宜。而当最高气温在35℃以上时,中老年人最好停止运动,以静制动,并保持充足的饮水。

酷暑时做做无汗运动,除了既能锻炼全身,又能起到防暑降温作用的游泳项目之外,酷暑难耐时还有以下强度较低的"轻运动",也有健身的作用,非常适合夏天在家练习。

1.直立深呼吸 直立,闭目尽全力呼出肺部所有的气体,

然后缓慢吸气,令其充满腹部、胸廓和肩膀,随后正常呼吸并睁开双眼,如此持续 5～9 次。它能起到扩胸收腹作用,可抵御疲劳感,唤醒身体活力。

2.四肢锻炼　平躺,双臂及双腿轻轻分开,手心转向天花板,闭眼全神贯注,做 3 次深呼吸,于每次呼气后完全空瘪腹腔;随后从脚趾到头顶,一点点收紧再放松肌肉,仔细地去感受每一个环节。对于肩部和颈部肌肉的运动,要用旋转代替收紧。这是一个开发身体柔韧性的有效练习,具有很强的放松作用,同时能够缓解紧张情绪。

3.踮脚跟　赤脚或者穿着袜子闭目直立在地板上,踮起脚跟,尽量长时间地用足尖支撑身体站立;放下脚跟,再踮起,反复若干次。在寻找平衡感的过程中,使小腿肌肉得到拉长锻炼。

4.抬头平衡走　将一小袋米或一本书顶在头上向前走,为保持平衡,可以用手扶着,感受这种垂直中轴线的感觉。做此练习对脊柱塑形,改善形体具有很好的效果。

5.伸展肩臂　站立姿势,两手垂直放松,挺胸,两肩膀平行,反复几次耸高肩膀,舒适轻松的感觉会随之而来。

6.练习大笑　每天都试着放松自己,听听欢快的音乐,调整出自己愉快的心情,然后开怀大笑。大笑时,震动肚皮,对胃肠道有按摩作用,能帮助消化,且能缓解压力与紧张,防治便秘。

四、膳食调理　辨证调养

（一）便秘食疗要"辨证调养"

负责任的中医师，从来不轻易说，一个药方能包治一种什么病，而是要根据患者个人生活的地域环境、气候变化、体质差异、年龄性别、习惯嗜好等各种因素和特点进行辨证施治，恰如当代西医强调的"个体化治疗"。中医所主张的饮食养生也是如此。便秘的膳食调理，同样需要考虑各种因素进行"个体化调养"，也就是"辨证施养"。

1.婴幼儿童　脾胃还未完全发育成熟的小孩子，消化功能就比成人差，膳食调理就要选择能帮助消化的食物，如蒸鸡蛋糕、煮鸡蛋、扁豆、米粉、麦片等。

2.青壮年人　健康青壮年，消化功能很强，应该不需要补益，可是多数人因生活节奏快，工作劳累，身体往往容易透支，虚劳过度，就会因此而滋生心火，就要适当选择一些滋养清补的食品，如可以考虑老鸭、禽蛋、水果之类。又如，现在不少年轻人经常熬夜、喝酒、吃辣椒，第二天就上火，脸上的痘痘也很快多起来，排便出现困难。这种阴虚火旺的情况，就要滋阴通便，可以用生地煲瘦肉汤滋阴生津。

3.中老年人　随年龄增长而肾气渐衰的中老年人，往往出现肝肾阳气不足，这就需要选择养肝补肾的食品。此外，还有些老年人血气渐衰，血液难于上通头部，有的常常出现头昏、眼花、耳鸣等现象。这就需要为他们选择一些益气补血的食品，如芝麻、核桃、蜂蜜之类，作为他们在便秘的膳食调理中的常备食品。

（二）便秘食疗效果不同有原因

夏季想远离便秘，人们常常试图通过多运动、多吃蔬果、杂粮、粗纤维等食物，多喝蜜水等方法来预防便秘。可是采用这些方法的人有的灵，有的不灵，有的甚至便秘加重。这是什么缘故呢？其根源多为没有认真地进行"辨证施养"，或没有坚持"个体化调养"原则所导致的结果。举例如下：

（1）中老年人：尤其是老年人，大多脾肾阳虚，阳气不足时出现乏力气短、手足不温、便秘等，若多吃生冷、寒凉的水果，反而雪上加霜，越吃越便秘。应食用塘蒿、大蒜、狗肉、羊肉等性温通阳的食品，才有助于通便。中老年人便秘通常为"习惯性便秘"，之所以容易发生便秘，主要原因是肠功能衰退，肠的蠕动功能降低。对于这种顽固性便秘，如果患者依赖泻药，贪图一时痛快，时间长了反而形成恶性循环，导致肠蠕动无力和肠道更干燥，排便更困难。

（2）女性：孕产妇和在月经之后的女性，常常容易出现粪便不畅，发生便秘。这类女性脸色无华、口唇色淡，有时还有头痛、头晕、食欲减退、疲乏等，呈现典型的血虚症状。对于这类便秘者，不能用清热法通便，如过食生冷水果、蜂蜜等类都不适合，而应该选用养血、润肠、通便的方法。养血饮食可选用红枣、红糖、胡萝卜、菠菜、动物全血等；还要注意其偏燥的可能，可以添加点润肠药进行配伍，如肉苁蓉、麦冬、白芍、熟地黄等。

（三）夏季便秘膳食调理

进入炎热的夏天，不少人都会或多或少地感觉排便不太顺畅，心里烦躁不安，小便黄赤，吃饭没胃口，如若持续如此，还可能出现口腔溃疡或牙龈肿痛，这些症状可称为"夏季便秘上火症"。应根据个人情况，参照如下食品选择，进行膳食的调养。

1.富含纤维的绿色餐饮 菠菜、芦荟含有丰富的维生素和膳食纤维，但像菠菜、芦荟这类绿色蔬菜，若生食，纤维素的含量会减少，若经开水焯过后，纤维素含量就会显著增加。所以，如果您在夏季排便不畅，吃蔬菜时最好要焯过后与其他食品拌着吃为好。可制作成香油蒜泥菠菜、芝麻酱菠菜、凉拌菠菜粉丝，或者做成菠菜汤等。芦荟可与其他有利清火排便食品一同烹饪成清淡可口的汤。有种做法是，将芦荟洗净，削去边缘细刺，将凸起的外皮剥除，切段；将大头菜、黄瓜均洗净后切片。把水烧开后，将黄瓜、芦荟一同入开水锅煮沸，同时添加适量香油和食盐，便可食用。菠菜通便效果好，原因在于它含有大量的水溶性纤维，进入肠道能拉长粪便，防止硬结；同时还能增加肠道内有益菌的数量。芦荟能通便、排毒，归功于它表皮里层那些黏黏糊糊的透明液体，这同样是一种膳食纤维。

2.通便润肠的黄色餐饮 橄榄油、大豆酱、蓖麻子油和其他植物油都一直被人们用在治便秘上，其中橄榄油最受人青睐。人们平时在炒菜、拌菜时都可以用橄榄油。而且，用橄榄油做菜,可以让黄绿色蔬菜中许多脂溶性维生素在人体中吸收得更全面。还可以将橄榄油和大麦茶以10∶1的比例掺在一起,每天喝一杯,能有效改善胃肠消化功能。大豆也很受人青睐,中国人常用它发酵后做成各种酱,如黄酱、炸酱、豆瓣酱等。这种发酵过的大豆食品,其中的膳食纤维会变软,有益菌在发酵过程中会更多。这些都能有效地帮助胃肠消化和残渣在肠道中的运转。这些大豆酱制品,可以佐餐或与五谷杂粮等其他食品一起吃。如我国北方人常用烙饼、馒头、大葱、大白菜等食品蘸着它吃;南方人则多用它来做烧肉、炒菜的作料等。橄榄油含有对人体最适宜的脂肪,最具软化粪便、防止秘结的功效。而大豆酱里促进排便的主要物质是大豆低聚糖,这种水溶性纤维对防治便秘的效果优良。

3.降脂畅便的黑色餐饮　海带、裙带菜、紫菜等海藻类食品富含多种维生素和矿物质,特别适合夏天凉拌着吃,如香油蒜泥拌海带丝,杏仁拌海白菜,黄瓜拌紫菜等;海带或可与肉类及其他食品一起炒、煮、烧、炖食。例如,做成海带肉丝蛋汤,将打好的鸡蛋、肉丝及食盐在锅内做成汤,再把海带丝、香油、葱段等作料放入汤碗中,将汤冲入即可作为餐饮。

通常人们买海带食用较多,所以,特别提醒读者注意,如果买干海带,一定要挑选表面有一层白色粉末、叶片完整、厚实的,如果海带很小并且很碎,或者上面有小孔,说明海带在长期储存过程中有被虫蛀及发霉变质的可能,最好不要购买。若买鲜海带、裙带菜等藻类食物,就要挑选其表面色泽滋润、光滑,尤其黏液多的,这些黏液是海带能否发挥通便作用的主要物质。藻类食品帮助通便的主要原因是,它们的表面有一层光滑的东西,称为藻胶和甘露醇,这两种物质不但可以缓解便秘,还可以降低胆固醇和血糖。它们的黏性会把进食的脂肪、糖分等包裹起来,使其不被肠道吸收,直接随着粪便整体排出体外。

4.清肠通便的红色餐饮 红薯、南瓜、苹果是人们公认的帮助排便的食品,夏季更应经常吃。它既可作主食,又可当蔬菜。红薯、南瓜、苹果吃法很多,经过烹饪后能很好地帮助润肠通便。夏季如果您经常吃面食,可以将红薯、南瓜蒸熟、捣烂、碾成泥与面粉、米粉、豆粉等掺和后,做成各类糕点、包子、饺子、馒头、面条等;也可以加蛋类做成蛋糕、布丁等点心。苹果通常作生食,在炎热的夏日,把苹果与火腿、番茄、芹菜、青豆仁、玉米粒等食品烹饪成为苹果什锦饭,新鲜、美味,能提高食欲,同时可摄入果肉、果皮中大量的纤维素及其他各种营养素。苹果作为餐饮,滋补营养和通便作用俱佳。具体做法是:将苹果洗净,切丁;番茄洗净,切小块;芹菜洗净,切碎;火腿切小块;青豆仁和玉米粒洗净备用。然后把锅洗净抹干,放1匙植物油烧热,将火腿、青豆仁、玉米粒、芹菜先下锅翻炒一会儿,闻到香味后,加入苹果、番茄及调味品翻炒,再放进熟米饭,以小火炒匀后,再顺锅周围淋少许开水盖锅,文火焖到水干,即可食用。红薯、南瓜与苹果同样都含有大量的膳食纤维,具有很好的清肠作用,夏日食用这种食物,会给大肠注入活力,促使人体快速排便。

5.降糖润肠的白色餐饮 糙米、绿豆、玉米、大麦、莲藕、薏苡仁等所含食用纤维是普通大米的3～4倍。如糙米等杂粮不仅富含纤维和维生素E,还含有硒、酚、固醇等抗氧化物质,能清洁血液,降血糖,其食用纤维在肠道内能包裹住糖分、脂肪,使其随着粪便直接排出体外。要在夏季防治或改善排便不畅的状况,可以集中吃这类主食。如薏苡仁粥、绿豆粥、大麦粥;也可以把它们与白米、黍米、黏米等其他粮食一起做成主食。如薏苡仁白米饭、黍米绿豆粥等。但在吃时要注意细嚼慢咽。另外,还可以将这类粗粮制作成汁,作为餐饮。如人们喜爱的饮品玉米汁清淡、香甜可口,易被胃肠道吸收消化。莲藕是根茎类食物,莲藕中"藕断丝连"的黏液状物质,可以起到润滑大肠壁的作用。夏天,莲藕可生吃,也可和其他食物一起做成各种熟食,如凉拌嫩藕红萝卜丁、糖醋嫩藕片、老藕炖黑鱼汤等,都很好吃,不仅能让人增加食欲,还能消暑利便。其做法有如下几种。

(1)凉拌嫩藕红萝卜丁:把嫩藕、红萝卜洗净,刮皮,切成丁,混合一起放入菜碟中,将香油、姜、蒜、香醋和食盐共同搅拌成汁后,均匀地淋在嫩藕红萝卜丁上面,稍拌即可食用。

(2)糖醋嫩藕片:把嫩藕洗净、刮皮,切成片,将锅中放植物油烧热,把嫩藕片倒进锅内快速翻炒十来下,迅速把适量的糖、醋、食盐和少许的水倒入锅中,锅内即刻冒烟并发出喷啦响声,再快速翻炒均匀,即可食用。

(3)老藕炖黑鱼汤:把老藕洗净,刮皮,用刀砍成大块,放入砂锅,添加饮用水把藕淹没,先用大火煮沸,再用文火慢慢炖煮;同时,把买回的黑鱼洗干净,去皮后切成块,然后把锅内放入适量植物油,烧热后放入数片姜,炒香后把黑鱼倒锅中翻炒变色,加适量食盐,再加进水淹过鱼,煮熟后倒入砂锅藕汤中,继续炖煮,直到老藕酥软后就可享用。

（四）夏季吃水果有讲究

夏季是水果最多的季节，从初夏到立秋，草莓、樱桃、杏、李、桃、黄瓜、番茄、西瓜、梨子、苹果等，各种新鲜水果陆续成熟，相继上市。夏季是人们吃水果最多的时候，也是最适宜吃水果的时节。水果不仅能防暑降温和补充体内营养，还能养肝护胃，有效防治便秘。可是好多人吃水果却吃出了毛病。这与没有认真地"辨证施养"，或坚持"个体化食养"有密切关系。有的人把水果当饭吃，有的人把水果当餐中点心或饭后甜品吃，无论宴会、餐饮的上菜程序，还是大多数人的日常饮食习惯，都有如此情况发生。更多的人不管自己的身体状况是否适合此类水果，想吃就吃。总之，他们对水果的不少吃法都"步入误区"，吃出疾病是必然结果。

例如，把水果当餐中点心或饭后甜品吃，水果中的有机酸会与其他食物中的矿物质结合，影响身体消化吸收；水果中的果胶有吸收水分、增加胃肠内食物湿润程度的作用，因此饭后马上吃水果会加重胃的负担。吃水果的正确时间是，饭前1小时或饭后2小时左右最好。首先，水果中许多成分均是水溶性的，饭前吃有利于身体必需营养素的吸收。其次，水果是低热能食物，其平均热能约为同等量面食的四分之一，约为同等量肉类的十分之一。饭前1小时或饭后2小时吃水果，较易掌握每餐饭总热能的摄入。第三，许多水果本身容易被氧化、腐败，饭前1小时或饭后2小时吃可缩短水果在胃中的停留时间，降低它在胃肠中停留时的氧化、腐败程度，减少可能对身体造成的不利影响。第四，水果属生食，提前1小时吃生食后再进熟食,体内会产生白细胞增高等反应,有利于保护人体免疫系统,从而增强防病抗癌能力。第五,饱食之后吃水果,所含果糖不能及时进入肠道,以致在胃中发酵,产生有机酸,容易引起腹胀腹泻,故餐后需待 2 小时后再吃水果。另外,晚上睡觉前吃水果,会导致胃肠道充盈,影响睡眠。

再如,西瓜不能空腹吃,西瓜是防暑降温佳品,夏季吃的人挺多。中医学认为,西瓜性味甘寒,水分多,空腹吃后,会使胃液稀释,容易引起消化不良,食欲减退,还容易影响胃肠道蠕动功能。番茄也不宜空腹吃,因为它含有黏胶酚,容易和胃酸结成不可溶解的块状物,影响胃肠道功能。空腹时不宜吃的水果还有香蕉、柿子、橘子、荔枝、甘蔗等。在瓜果旺季,对于不同体质的人,吃水果要有不同选择。虚寒体质的人基础代谢率低,体内产生的热能少,在吃水果时应该选择温热性的水果。这些水果包括荔枝、桂圆、石榴、樱桃、椰子、榴莲、杏等。相反,实热体质的人由于代谢旺盛,产生的热能多,经常会脸色潮红、口干舌燥,这样的人群要多吃些如香瓜、西瓜、水梨、香蕉、杧果、黄瓜、番茄等凉性水果。而平和类的水果如葡萄、菠萝、苹果、梨、橙子、李子等,无论是虚寒体质或者实热体质的人均可食用。再如,平常人们在看望老弱多病者时,总喜欢带些水果,但不是所有的水果都适合这类人吃。有溃疡病和胃酸过多的人不宜吃酸梨、柠檬、杨梅、李子等含酸较高的水果,以防有损溃疡愈合;哮喘病人不宜吃枣等,易生痰助热;便秘和有痔疮的患者不宜吃柿子、山楂、苹果、莲子,因这些水果含鞣酸较多,会涩肠止泻,加重病情;患有贫血的病人也不宜吃含鞣酸较多的橙子和柿子等水果,因为鞣质易与铁质结合,从而会阻碍机体对铁的吸收;肾炎、水肿和肾功能不好的病人不宜吃香蕉,因为香蕉中含有较多的钾盐,吃了会加重水肿,增加心脏和肾脏的负担。

　　总之,我们吃的水果都有一定的医疗保健作用,在患病时,如果有选择地对症吃水果,就会对身体康复大有帮助。相反,盲目吃水果,不但无益,反而会有损于身体健康。因此,吃水果也要注意掌握一般的相关科普知识。

第五章　便秘的秋季调养

一、生活调养　贵在应变

秋季,从立秋开始,经过处暑、白露、秋分、寒露、霜降5个节气。在秋季短短的3个月内,常会出现头日热燥痱子炸,夜来秋风扫落叶,明晨寒霜如冬天。秋季,人体要经受气候悬殊的考验,还要面对空气干燥,寒流、风沙等恶劣的生活环境。

因此,根据中医"天人合一"的理念,秋季养生最根本的调养措施就是,提高人的应变能力,在日常生活的方方面面,遵循大自然的规律,努力适应秋季气候的变化特点。便秘患者的生活调养应从如下几方面入手。

(一)处暑前后要防病从口入

立秋到处暑,"秋老虎"不肯走。气候炎热又干燥,需要随时多多喝水,预防中暑和便秘。尤其是处暑前,气候热燥,燥伤津液,肠道干涩,因而容易引起便秘。处暑前后苍蝇蚊虫多,易发胃肠道疾病,要随时把好"病从口入"关。谨防菌痢、食物中毒、伤寒、霍乱等疾病。秋季是婴幼儿腹泻、感冒等疾病的高发期,大人要管好孩子,切实做到早预防、早发现、早就医。秋季对胃肠疾病的预防，也是对便秘的预防。

秋季易多发胃肠道疾病，不应贪食瓜果，以防吃坏肚子，损伤脾胃。因为，立秋以后，处暑前后，天气变得虽然清凉，但苍蝇、蚊虫仍与夏季一样活动频繁，若吃了被它们叮、爬污染过的香瓜、葡萄、枣子等生冷瓜果，就会因胃肠道细菌等感染而发生腹泻。秋天，人的食欲增加，又有大量瓜果上市，有些人因暴食而加重了胃肠负担，导致肠胃功能紊乱；秋天昼夜温差大，若不小心，就会导致腹部着凉，发生腹泻。而且，如果秋天不把胃调养好，会使一些有胃肠道疾病的人病情加重。秋季也应少食用葱、姜、蒜、韭菜及辣椒等温燥热食物，否则夏热未清，又生秋燥，易患温病热症，加重便秘。

（二）白露秋分要防燥御寒

白露到秋分，是夏秋季节的转换，真正的"秋老虎"发威后开始躲藏，夏季即将离去。除华南和西南地区外，我国大部分地区雨季将结束，降水量渐少，气温走低，太阳辐射减弱，副热带高压跨越式向南撤退，干燥的冷空气随秋风袭来，若遇暖湿气流，就会出现"一场秋雨一场寒"，气温下降明显，昼夜温差加大，雨后艳阳高照，秋高气爽。"秋分"时，太阳到达经纬180°，直射地球赤道，一天 24 小时昼夜均分各 12 小时，全球无极昼极夜现象。秋分前后，人要结合自己的体质状况，进行适度的运动锻炼，以提高机体抗病能力，减少疾病复发，促进身心健康。秋分后，伴随自然界万物萎黄干枯，人体常反映出"津干液燥"的征象，如咽干口燥、鼻出血、皮肤干裂、粪便秘结等。因此，调养要注重防燥润肠，多吃新鲜少油食品，多吃含维生素和蛋白质较多的食物。如富含维生素 A、B 族维生素、维生素 C、维生素 E 类的胡萝卜、藕、梨、蜂蜜、芝麻、木耳等食品，以养血润燥，提高抗病能力。

"白露秋分夜，一夜凉一夜"。秋分前后昼夜温差大，极容易患感冒，而诱发支气管哮喘、消化性溃疡等慢性病，或使病情加重。因此，要特别小心着凉，随时预防感冒等病发生，尤其是腹泻、便秘，稍不注意就会复发和加重。肚脐和其周围的表皮最薄，缺乏皮下脂肪组织，但有丰富的神经末梢和神经丛，对外部刺激敏感。若晚上睡觉暴露腹部，或爱美穿露脐服饰，防护不当，寒气极易通过肚脐侵入人体。如寒气侵入肠胃，就会发生急性腹痛、腹泻、呕吐；寒气逐渐积聚于小腹，还会导致泌尿生殖系统疾病。另外，人的脚分布着身体的 6 条重要经脉，因脚远离心脏，血液循环不畅。"寒从脚起，热从头散"，双脚受凉是引发感冒、支气管炎、消化不良、失眠等病症的主要原因。因此，白露后不要忽视双脚的保暖，白天穿的鞋袜宜宽松、舒适、吸汗，晚上睡觉时更要注意盖好双脚。

（三）寒露霜降要保阴阳平衡

每年 9 月 22 日或 23 日的秋分过后，就是寒露和霜降时节。每年 10 月 8 日或 9 日，太阳到达黄经 195°时为寒露，气候开始转寒。"月落乌啼霜满天"这句诗是对深秋景物的描绘。"吃了寒露饭，单衣汉少见。吃了重阳饭，不见单衣汉。吃了重阳糕，单衫打成包。"这段民谚是对晚秋气候变化的写照。秋分正好是从立秋到霜降 90 天的一半。作为昼夜时间相等的时节，人的养生应遵循阴阳平衡规律，使机体保持"阴平阳秘"的原则,如《素问·至真要大论》所说:"谨察阴阳之所在,以平为期",阴阳所在不可出现偏颇。要想保持机体的阴阳平衡,首先要防止外邪的侵袭。

秋季天气干燥,主要外邪为燥邪。秋分之前有暑热的余气,多见温燥;秋分之后,寒凉渐重,多出现凉燥。同时,秋燥温与凉的变化,还与个人身体状况及其机体应变(反应)能力有关。此时,必须注意及时添衣保温,加强锻炼,注意饮食,重视精神调养,努力增强自身抗病能力,防治容易诱发便秘的呼吸系统疾病(如老慢支、哮喘、肺气肿、肺炎)和心脑血管疾病。据临床观察报告,秋冬之交(约每年的11月份)是上述慢性病的高发期。例如,高血压患者,秋冬之交其血压往往比夏季血压增高20毫米汞柱左右,因此容易造成冠状动脉循环障碍。这时的日常饮食,要注意多摄入含蛋白质、镁、钙丰富的食物,切忌进食过饱,其晚餐以八分饱为宜,晨起喝杯白开水,以冲淡血液和促进排便,减少因便秘上厕所用力过大,而导致肺部和心脑血管疾病患者的意外发生,如气胸、脑梗死、心肌梗死等。

(四)适时"秋冻"抵御寒凉

"秋冻"和"春捂"都是顺应自然规律的养生方法,对人体适应气候冷热变化和预防某些冬季易发病能起到积极作用。坚持"秋不忙添衣",进行"秋冻"能避免因多穿衣服产生的身热汗出、汗液蒸发、阴津伤耗、阴气外泄等问题,顺应了秋天阴精内蓄、阴气内守的养生需要。"秋冻"微寒对人体的刺激,可提高大脑的兴奋度,增加皮肤的血流量,使皮肤代谢加快,机体耐寒能力增强,有利于避免伤风等病症的发生;特别对某些呼吸道耐寒力较弱、易患气管炎的人,能提高机体对秋凉后气候渐冷的适应能力。

但要注意,"秋冻"要针对个人体质和气候变化等情况,因人而异,循序渐进地实施。如果气温骤降,出现雨雪,应根据气温高低及时增减衣服,以轻微活动而不出汗为宜。在昼夜温差大的情况下,应随时增减衣服,预防感冒等呼吸道感染;要注意腹部保暖,预防秋季腹泻累及胃肠道疾病复发。老弱病人和婴幼儿童的身体调节功能和适应力都差,若不适合"秋冻",就应注意适当保暖。

(五)调节睡眠起居保健康

秋季,自然界的阳气由疏泄趋向收敛、闭藏,起居作息要相应调整,《素问·四气调神大论》指出,"秋三月,早卧早起,与鸡俱兴"。早卧是顺应阴精的收藏,以养"收"气;早起是顺应阳气的舒长,使肺气得以舒展。睡眠时头朝向西边为好,应做到早睡早起。中医学理论认为,人体的生理活动要适应自然界阴阳的变化。因此,秋季要特别重视保养内守之阴气,凡起居、饮食、精神、运动等方面的调养都不能离开"养收"这一原则。白露与霜降时节,常有寒风冷气侵袭,气候干燥,使人体肺气收敛。因此,在深秋若患有呼吸道过敏性疾病,出门最好戴口罩,以避免冷空气的直接刺激及空气中有毒有害物质的侵入;不宜大声喊叫或长时间讲话,以免冷空气过多侵入呼吸道;人若感觉困乏,打不起精神,尽管不差睡眠时间,也应适当安排午睡时间,有 15～30 分钟平卧午睡,就会全身舒展,情绪平静,精神会为之大振。深秋时节气候较寒冷,不宜终日关闭门窗,或夜间蒙头大睡。夜间要养成露头而睡、畅通呼吸的习惯。要经常勤开窗户,保持室内清洁卫生,扫地洒水,防止灰尘,让居室通风换气,减少室内污染,营造卧室清新而安宁的睡眠环境。这样,能减少呼吸道疾病的感染和复发,保持肺的健康功能,对防治便秘大有好处。

二、饮食调养 滋阴润肠

秋季,自然界阳气渐收,阴气渐长。秋季是人体阳消阴长的过渡时期。秋季空气湿度低,人体汗液蒸发快、水分流失多。养阴的关键在于防燥。顺应秋季的自然特性,饮食调养贵在养阴防燥,以"润"为先。经过炎夏酷暑的阳气释放,人体消耗颇大,到了秋季就需要滋阴补阳。秋季便秘的饮食调养,应多食润肺生津、养阴清燥的食物。平日多选择以助生津防燥、滋阴润肺的时令新鲜蔬菜和水果。适当吃些高蛋白食物,如牛奶、鸡蛋和豆类等,喝粥是秋季饮食的法宝。温热粥饮,能御秋凉。粥可生津,能防秋燥。山药粥、红薯粥、莲子粥、银耳粥等,能健脾润肺,清燥止渴,是最适宜于秋季保健的药膳饮食。

(一)秋季养阴清燥,食补选佳品

由于秋季空气干燥,加之人体在夏季津液耗损,因此容易出现口舌生疮、鼻腔和皮肤干燥、咽喉肿痛、咳嗽、便秘等"秋燥"症状。这时的饮食调养应适当选食滋阴润肺补品或药粥，如沙参、百合、银耳、芝麻，加粳米、冰糖各适量，将其一起煮粥，稍至温热即可饮食，早晚食用，是防秋燥促健康佳品。

　　秋季食补要为冬补调整脾胃打基础。食补首选芡实为好。用芡实、红枣或花生仁加红糖炖成汤，或用芡实炖牛肉等食用。秋季饮食可选择的润肺生津、养阴清燥的适宜食物很多，如糯米、粳米、红薯、芝麻、鱼类、鸡、鸭、瘦肉、奶制品、豆浆、莲藕、银耳、百合、蜂蜜、核桃、杏仁等。有的人若怕吃胖身体，可选择更清淡刮油类食品，如萝卜、海带、竹笋、蘑菇、山楂等。秋燥尽量少吃或不吃辣椒、葱、姜、蒜、胡椒、烈酒等燥热和油炸肥腻食物，而应选用滋阴降火润燥的食物进行调养。如每天用鸭蛋 1～2 个，打匀，加入少量的冰糖，沸水冲服；银耳 20 克，粳米 100 克，冰糖适量，煮粥饮；黑芝麻 20 克，捣碎，加入适量蜂蜜，开水调食。

　　不少年轻人平时吸烟、喝酒，爱吃辛辣刺激、煎炸食物和大荤大油，到秋季就容易发生慢性咽炎和便秘。因此，一定要在饮食上注意调养，好好控制自己，不食或少食这些食品，应尽量多食滋阴润肠的食品，并要戒烟、忌酒。

　　秋属肺金，酸味收敛补肺，辛味发散泻肺，所以秋日宜收不宜散，要适当多食酸味甘润的食物，如苹果、石榴、葡萄、杧果、樱桃、柚子、柠檬、山楂、番茄、荸荠等，这类食物还可滋补肝气。

　　秋季滋阴润肺养血食品，如乌骨鸡、猪肺、龟肉、银耳、蜂蜜、芝麻、核桃、藕、甘蔗、菠菜、鳖肉、豆浆、饴糖、鸭蛋、橄榄、秋梨等，可根据个人体质的虚实选择和搭配，做成汤、菜，或蒸煮制作成补品进行饮用。

民间谚语中的"秋季进补,冬令打虎",是百姓长期积累的饮食调养经验,但要因人辨证论补。进补时应注意,不能无病进补和虚实不分滥补。中医食补原则是,虚者补之,但虚实证病人不宜用补药。虚证又有阴虚、阳虚、气虚、血虚之分;对症能补益身体,否则适得其反。还要注意进补适量,忌以药代食,提倡食补。秋季便秘调养进补的高营养食物,可供选择的如乌骨鸡、乌龟、鳖、鱼等。很多人害怕进补会使人肥胖,不妨选食脂肪含量低的鱼类。

鲫鱼:又名鲋鱼,味甘性温。功效为利水消肿、益气健脾、通脉下乳,清热解毒等,主治水肿腹水、产妇乳少、胃下垂、脱肛等症。

带鱼:可补五脏、祛风、杀虫,对脾胃虚弱、消化不良、皮肤干燥者尤为适宜;也可用作迁延性肝炎、慢性肝炎辅助疗法。常吃带鱼还可滋润肌肤,保持皮肤的润湿与弹性。

泥鳅:味甘性平,有暖中益气、清利小便、解毒收痔之功效。泥鳅肉质细嫩,营养价值很高,其滑涎有抗菌消炎的作用。可治湿热黄疸、小便不利、病后盗汗等症。

(二)秋季常食果鲜须慎用

许多秋季时令水果和水鲜产品,平民百姓日常都爱吃,有些还是秋季便秘等疾病饮食调养的佳品。但是,在饮用时,除了要因人而异地进行选择外,还要掌握其正确的食用方法和食用量,更要讲究饮食卫生,否则会吃出问题,损害健康。

菱角、荸荠:煮沸消毒后食用,对秋季便秘者有益。但许多人爱生吃,菱角用嘴啃皮,荸荠不削皮。这样不注意消毒杀菌的吃法,极易吃出姜片虫病。在显微镜下观察姜片虫似切下的姜片。它被食入后寄生在人体小肠内,可致人营养不良、消瘦和贫血等,对小儿危害更大。再则,两者性寒滑,正常健康人也不宜多食;脾胃虚寒、便溏腹泻、肾阳不足者均不宜食用。

石榴:石榴汁内含多种氨基酸和微量元素,有助消化、抗胃溃疡、软化血管、降血脂和血糖,降低胆固醇等多种功能。有防止冠心病、高血压,健胃提神,增强食欲,益寿延年的功效,对饮酒过量者,解酒有奇效。石榴对痢疾、脱肛和咽炎等有疗效,但阴虚燥热者应慎食;泻痢初起、有湿热者也不宜吃鲜果,即使正常健康人也不宜多食,多食伤齿,且使人厌食。石榴不可与西红柿、螃蟹、西瓜、土豆同食。

梨:生食可清六腑之热,熟食能滋五脏之阴。因此,生吃梨能明显解除上呼吸道感染患者出现的咽喉干、痒、痛、声哑,以及便秘尿赤等症状,具有滋润喉头、补充津液的功效。梨性偏寒助湿,多吃会伤脾胃,故脾胃虚寒、畏冷食者应少吃。同时,含糖量高的梨,糖尿病患者应谨慎食用;血虚、畏寒、腹泻、手脚发凉的患者也不宜多吃,最好煮熟再吃,以防湿寒症状加重。另外,梨有利尿作用,夜尿频者,睡前不宜吃。

苹果:味甘酸而平、微咸,无毒,具有生津止渴、益脾止泻、和胃降逆功效;是心脏病患者的健康水果,还能防癌,防铅中毒。但苹果富含糖类和钾盐,摄入过多反而不利于心、肾保健。患有冠心病、心肌梗死、肾炎、糖尿病者,切忌多食。

板栗:含淀粉、蛋白质、粗纤维和多种维生素,味甘性温,有益气补肾、健脾补肝、调理肠胃的功效。中医称其为"肾果",尤其适合肾病患者食用。但板栗坚实,生食难于消化,熟食易滞气积食,一次不宜多食;有安肠止泻作用,便秘者忌食,否则加重症状。

柿子:含有大量的维生素A、维生素C和鞣酸,营养丰富,有降压止血、清热滑肠、润肺生津等功效。但内含大量柿胶酚和果胶,与胃酸相遇会凝集成纤维性团块,即"胃柿石",导致胃脘疼痛、消化不良;又因果胶有收敛作用,故便秘者忌食;不宜空腹食用,更不宜与螃蟹、山芋等同食,否则更易产生胃柿石。

三、中药调治　防燥养肺

中医学认为,秋季肺经当令,人体一身之气都来自肺,肺有"娇脏"之称,畏寒,畏热。所以,秋季养肺十分重要。肺与大肠相表里,在秋冬外感风寒时,也会出现便秘,中医称为"肺气闭塞"。只有肺气通,才会粪便通。这好比要从茶壶中倒水一样,只有壶盖上的小孔通畅,才能把茶水顺利倒出。秋季燥伤津液,肠道干涩,最容易引起便秘。因此,中药调养的原则是以清肺、润肺为主。要选择滋润性较强,具有宣肺化痰,滋阴益气等作用的中药进行保健养护,而应慎用或忌用辛温化燥之品。

(一)益气生津药膳

秋后阳气渐衰,阴气渐盛,气候干燥,多风多尘,天气变化较剧烈,而秋燥易伤津耗气,人体阳气的重要组成部分——

"卫气"易感不足而受病邪侵袭。秋季的药物调养应重在清燥益气生津。如选用桑叶、桑白皮、紫苏叶、太子参、西洋参等药物进行配方调治,滋阴润肺濡肠。肺为娇脏,与秋令燥气相通,容易感受秋燥之邪。初秋多温燥,深秋多凉燥。许多慢性呼吸系统疾病往往从秋季开始,或复发或逐渐加重,常常是感受风燥燥热或凉燥之邪,触发内伏之痰饮而诱发的原因。或见燥邪伤津,出现肌肤干裂、粗糙,肠燥致粪便秘结难排,甚至痔疮出血。因此,秋令宜选用具有滋阴润肺濡肠的药物进行配方调治。如百合、枇杷、蜂蜜、沙参、麦冬、胡麻仁、阿胶、玉竹、生地黄、玄参、白芍、瓜蒌仁、天花粉、甘草等。肺燥肠秘,肺气不降则咳嗽、气喘,应配合润燥化痰止咳的中药,如杏仁、枇杷叶、紫菀、款冬花、半夏、瓜蒌皮、陈皮、浙贝母、川贝母、白芥子、莱菔子、紫苏子等。

太子参麦冬南杏煲雪梨瘦肉

组成:太子参 30 克,麦冬 15 克,南杏 30 克,雪梨 4 个,猪瘦肉 500 克,生姜 2～3 片。

烹制:将太子参、麦冬、南杏洗净,稍浸泡;雪梨连皮洗净,切为 4 块,去核;猪瘦肉洗净,切块。将以上药食一起与生姜放进瓦煲内,加入清水 2 500 毫升,先武火煲沸后再改文火煲 2 小时,调入适量食盐和生油便可服食。猪瘦肉可捞起拌入酱油佐餐用。

用法:成人可分 3～4 次食服,小孩酌情食服。

功效:最适宜老年人、小孩和女性。用于肺燥,或气阴不足,干咳无痰,咽喉干燥,鼻燥,气逆而喘,心烦口渴等。

(二)宣肺化痰疗法

宣肺是指宣通肺气的方法。肺主宣散,肺气不宣临床表现为,咳嗽气喘,痰多胸闷(儿童咳嗽痰多表现尤为明显);相对于润肺,则主要以清补轻泄为主要手段,临床表现为咳嗽、咽喉肿痛等。中医应用华盖散治疗,具有宣肺化痰,止咳平喘的功效。

华盖散

组成:紫苏子(炒),麻黄(去根、节),杏仁(去皮,尖),陈皮(去白),桑白皮,赤茯苓(去皮)各30克,甘草(炙)15克。

用法:上药同为粗末。每次6克,用水150毫升,煎至90毫升,食后温服。

功效:宣肺化痰,止咳平喘。

主治:肺感寒邪,咳嗽上气,胸膈烦满,项背拘急,声重音哑,头昏目眩,痰气不利,呀呷有声。

中医学认为,小儿多咳嗽是由于孩子为"纯阳之体",体质偏热,容易出现肺热、胃热等现象,主要表现为经常感冒,反复咳嗽,咳嗽时有痰多、痰黄、口干等症状。目前,临床上常采用含有苦杏仁、甘草等成分的清肺热药物进行治疗,如葵花小儿肺热咳喘口服液,具有宣肺化痰、止咳平喘功效,是小儿宣肺化痰的常用非处方中成药。下面推荐几款宣肺化痰药食疗方剂。

梨子川贝

做法:将梨子削皮,将梨核掏出,放入川贝粉 1～3 克,隔水炖食,每日 2 次,每次 1 只,性凉,味甘。

功效:清热化痰,热咳者宜之。

罗汗果柿饼

做法:罗汉果 1 个,柿饼 15 克,水煎服食。

功效:清肺止咳,肺热咳嗽和风热咳嗽者宜服。

萝卜汁饴糖

做法:选用红皮辣萝卜(新鲜者)500 克,洗净不去皮,切成薄片,放于碗中,上面放饴糖(麦芽糖)2～3 调羹,搁置一夜,即有溶出的萝卜汁,频频饮服,或用鲜萝卜与荸荠各 500 克,洗净后一并捣汁或榨取汁水服。

功效:清热化痰止咳。适宜风热或肺热咳嗽者食用。

瓜蒌仁霜

炮制:取净瓜蒌仁,除去外壳,碾成泥状,用粗布包裹,蒸热,压榨去油,反复操作,至去尽油为度,研细过筛即得。

成分:果皮含三匹皂苷,有机酸、树脂、糖类和色素。种子含脂肪油约 26%。

性味归经:甘寒,入肺、胃、大肠经。

功用:清化热痰,宽胸散结,润肠通便。用于痰热咳嗽,肺痈吐脓,胸痹胁痛,结胸,乳痈,肠燥便秘等症。

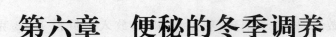

第六章　便秘的冬季调养

冬季,是公历 12 月到第二年 3 月这段时间,我国农历是指十、十一、十二月这 3 个月,其中要经过立冬、小雪、大雪、冬至、小寒、大寒 6 个节气。天文学把"立冬"作为冬季的开始。按照气候学划分标准,每年的下半年平均气温降到 10℃ 以下为冬季,我国要推迟 20 天左右才入冬。立冬时分,太阳已到达黄经 225°,我们所在的北半球太阳的辐射量越来越少。由于此时地表仍有夏季太阳辐射贮存的一定热能存在着,所以一般立冬并不太冷。在晴朗无风时,常会出现温暖舒适的十月"小阳春"天气。尽管如此,立冬后气温却是逐渐下降的趋势。"立冬为冬日始"的说法,与黄淮地区的气候规律基本吻合;最北部的漠河及大兴安岭以北地区,9 月上旬就进入冬季;北京于 10 月下旬也已一派冬天的景象。长江流域的冬季要推迟到"小雪"节气前后才真正开始。

冬至是我国农历中一个非常重要的节气,也是中华民族的一个传统节日。早在 2500 多年前的春秋时代,我国就已经用土圭观测太阳,测定出了冬至,它是二十四节气中最早制订出的一个,时间在每年的公历 12 月 21 日至 23 日之间。冬至这一天是北半球全年中白天最短、夜晚最长的一天。"三九"是冬至后的第三个九天,大约在 1 月 12 日到 1 月 20 日之间,这 9 天是一年中最冷的时候。冬至过后的"三九",尽管地表获得太阳的光和热能有所增加,但冷空气活动却最为频繁,所以"冷在三九"。

冬季在很多地区都意味着沉寂和冷清。大自然的一切生物,在寒冷来袭时会减少生命活动,很多植物会落叶;许多动物会减少活动,有的动物会选择休眠或称"冬眠";候鸟会飞到较为温暖的地方越冬。总之,从冬季开始,生命活动开始由盛转衰,由动转静,由不适宜的环境转到能生存的条件下越冬。自然界这些对待冬季的生命规律,也是我们人类需要遵循的。因此,便秘的冬季调养,必须要适应其气候变化的特点与自然规律。

一、生活调适 遵从自然

中医"天人合一"的理论认为,冬季主藏,要"藏精气而不外泄",人类虽然不需要"冬眠",但也要遵从冬季的自然变化规律。冬季是万物收藏的季节,阴寒盛极,阳气闭藏。养生活动应注意敛阳护阴,以养藏为本。精神调养上应采用适宜的调神方法,勿使情志过极,无扰乎阳;在起居上宜早卧晚起,衣着尤应注意保暖;饮食宜热食,以护阴潜阳为原则,燥热辛辣之品不宜过食,以免化热伤阴;冬令的锻炼可因人而异。早锻炼时间以待日光为宜,大雪浓雾时低层空气多有污染,故不宜户外锻炼。

(一)冬季调养重点是养肾防寒

中医学认为,冬季对应的脏器是肾脏。肾有藏精、主生

123

长、发育、生殖、主水液代谢等功能,被称为"先天之本"。肾亏精损是引起脏腑功能失调,产生疾病的重要因素之一。肾脏功能强健,则可调节机体适应严冬的变化,否则就会使新陈代谢失调而发病。冬季养生防治便秘的调养重点应该是"养肾防寒"。注意加强背部保暖,有助于肾的阳气升发。肾对应七情中的惊恐。所以,一旦出现精神上极度紧张,都可能引起肾气亏虚或血虚心力不足。根据中医辨证的原理,冬季的病变常发生在肾经而表现于腰股,生病多在四肢。冬天应善于保养阳气,不要伤到筋肌。中医学认为,肢体的功能活动,包括关节、筋骨等组织的运动,皆由肝肾所支配。故有"肾主骨,骨为肾之余"的说法。因此,在冬季更要坚持体育锻炼,以获得养筋健肾、舒筋活络、畅通气脉、增强自身抵抗力的功效,从而达到强肾健体目标。散步、慢跑、打球、跳舞、做操、练拳、舞剑、跳绳、踢毛毽等,都是适合冬季锻炼的项目。

(二)生活起居要"早卧晚起,以待日光"

《黄帝内经》在谈及冬季保健养生时说:"冬三月,此谓闭藏,水冰地拆,无忧乎阳,早卧晚起,必待日光。""早卧晚起,以待日光"是冬季养生的重要原则。这段话的意思是说,冬季气候寒冷,草木凋零,是万物生机潜伏闭藏的季节,此时正是人体养藏的最好时刻,应注意保护阳气,养精蓄锐。在寒冷的冬天应该早睡晚起。冬天睡觉最好在晚 11 时前。晚 11 时为子时,已经是第二天的开始。正好阳气入于阴,为了阴阳相济,最好上床睡觉。早睡以养阳气,保持体温。晚起,最好是在太阳出来后起床,人体阳气会迅速上升,血中肾上腺皮质激素的含量也会逐渐升高,让人头脑清醒,机智灵敏,富于朝气。

(三)冬季晨练宜迟不宜早

冬天,人体需要吸收阳光,补充阳气。在太阳出来之前进行运动锻炼会损伤阳气,容易患伤风感冒,也容易引发关节疼痛、胃痛等病症。一般太阳出来半个小时后,晨寒才开始缓解。这就是《黄帝内经》要"必待日光"的原因。总之一句话:冬季晨练宜迟不宜早。因为每天的最低气温一般出现在早上5时左右,而人体的阳气还没旺盛。有些人工作很忙,晚上加班,很晚才睡,第二天又很早起床锻炼,这对健康不利。如果感到劳累和困倦,最好是休息而不是运动锻炼。

据研究,冬季后半夜经常会出现近地面逆温层,使得空气污染物在早晨6时前后最不易扩散。而当太阳出来一段时间,地表温度升高后,近地层污染物才向高空扩散。冬季的早上天气比较冷,人体的抵抗力相对较弱,容易受细菌、病毒的侵袭而感冒。中老年人和患有呼吸系统与心脑血管疾病的人更不宜早起晨练。冬季是呼吸系统与心脑血管疾病的高发季节。尤其是早晨天气寒冷,容易使血管和神经受到刺激,造成交感神经兴奋、血管收缩,从而增加血液流动的阻力,使血压升高;睡眠一夜后人体水分减少,血液黏稠度升高,这些都是心脑血管疾病暴发的危险因素。

冬季晨练最好在上午9时左右开始较适合。切忌空腹运动,运动之前最好喝300毫升左右的水或150～200毫升的牛奶,以增加血容量,减少血液的黏稠度;上班族七八点钟甚至更早就要出门,不可能等到9点钟再运动,但运动开始之前最好先在室内活动热身,等有暖意后再户外运动。中老年人完全可以在早餐后到户外运动,早餐不要吃得太饱,运动不要太激烈。选择晨练的运动项目,对中老年人和患有心脑血管疾病的人也很重要。如果选择的运动项目需要低头弯腰和倒立,就不太适宜这些人。低头弯腰和倒立时,人体血液会向头部汇流,造成脑部血管充血。正常人这样做,有的都会觉得头昏脑涨,何况是有这些疾病危险的人!所以,这类人,一定要选择避免低头弯腰多的运动项目,并高度警惕,防止运动不当造成脑血管破裂和其他意外的发生。

(四)运动锻炼需热身,各项条件要适宜

冬季气候寒冷,人体各器官系统保护性收缩;肌肉、肌腱和韧带的弹力和伸展性降低;肌肉的黏滞性增强;关节活动范围减小。同时,空气湿度小,人会感到躯体干冷、发僵,不易舒展。因此,冬季运动锻炼要做好充分的热身活动,以免肌肉拉伤、关节扭伤。冬季进行健身运动时穿的衣服要宽松、柔软;不要一开始就脱掉衣服,热身后,再脱厚衣服。锻炼完毕后,应当把汗擦干,再穿衣、戴帽、戴口罩,防止热能散失和寒邪侵入人体。若是在室外活动锻炼,更要注意保暖,特别不能让头、背、脚受凉,防止冷空气从皮肤和口鼻侵入机体,伤风感冒。若遇风沙、寒流、大雪等恶劣环境及气候,应尽量回避,要注意选择向阳、避风的地方。冬季若在人多的室内锻炼,要注意适时开窗通风透气,保持空气新鲜。因为,人在安静状态下每小时呼出二氧化碳约 20 多升,在运动状态下就更多。再加上人体汗气和呼吸、消化系统所排出的有害物质,就会严重污

染室内空气。这种活动锻炼的环境会让人出现头昏、疲劳、恶心、食欲不振等现象。

(五)冬至调养最重要,防治疾病是关键

我国古代人认为,冬至是阴极之至,阳气始生,日南至,日短之至,日影长之至,故曰"冬至"。"冬至一阳生",冬至是阴阳二气自然转化、阴阳交接的时日,在养生学上是一个最重要的节气。冬至到小寒、大寒最冷。在数九寒天,尤其"三九",对诱发便秘的呼吸系统疾病、消化系统疾病、神经系统疾病和心脑血管系统疾病等,要特别提高警惕,谨防发作,应遵从"阴气极至,阳气初生"的冬至特性,采取相应的调养措施。以下几点供参照实施。

1.注意防寒保暖。及时增添衣服,衣裤既要保暖性能好,又要柔软宽松,不宜穿得过紧,以利于血液循环流畅。

2.合理调节饮食起居,不酗酒、不吸烟,不过度劳累。

3.保持良好的心境,情绪要稳定、愉快,切忌发怒、急躁和精神抑郁。

4.进行适当的御寒锻炼,提高机体对寒冷的适应性和耐寒能力。

5.随时注意自身原有疾病的病情变化,定期去医院复查和治疗,控制病情发作与加重。

6.对年迈体衰的病弱老人,要注意其低体温。低体温是以 35℃为界限,低于 35℃者为体温过低。由于老年人出现低体温后,可能无任何不适与痛苦,所以往往容易被忽视。体温过低的老年患者,发病多缓慢,甚至危及生命时也无明显症

状。这类病人一般不出现寒战，但得不到及时治疗就会出现意识模糊，语言不清，继而昏迷，体温随即降至 30℃ 以下。此时，患者脉搏及呼吸甚微、血压骤降、面部肿胀、肌肉发硬、皮肤出现凉感。因此，在三九严寒天气，老年人的居室应有防寒保暖措施。

二、选择膳食 "顺时摄养"

我国自古就注重"顺时摄养"，即根据节令更替、阴阳变化的规律进行调养。便秘患者冬季的饮食调养要遵循"秋冬养阴""无扰乎阳""虚者补之，寒者温之"的古训，进行调养。冬至时阴气已达到极盛，阳气开始萌芽。顺应这一趋势，饮食应以温热为主。例如，相应地多食用糯米、羊肉、狗肉、枸杞子、大枣、桂圆、芝麻、韭菜、木耳等，少吃冷饮、海鲜等寒性食物。冬季气候寒冷，人体需要许多能量来御寒，这就需要在饮食调养方面下功夫认真对待。

(一)冬令膳食补养要因地因人而异

元代名医忽思慧所著《饮膳正要》中指出："冬气寒，宜食黍以热性治其寒。"这就是说，少食生冷，但也不宜燥热，有的放矢地食用一些滋阴潜阳，热能较高的膳食为宜。同时，还要多吃新鲜蔬菜以避免维生素的缺乏，如增加牛羊肉、乌鸡、鲫鱼等食品，多饮豆浆、牛奶，多吃萝卜、青菜、豆腐、木耳等。但必须要强调的是，针对季节和气候变化的膳食选择，要因地、因人而异。不能千篇一律。

1.首先要因地而异 我国幅员辽阔,地理环境差别较大,人们的生活方式也不尽相同;同属冬令,西北地区与东南沿海的气候迥然不同;冬季的西北地区天气寒冷,进补宜选择大温大热食品,如牛、羊、狗肉等。而长江以南地区虽已入冬,但气温较西北地区要温和得多,进补应为清补甘温之味,如鸡、鸭、鱼类。地处高原山区,雨量较少且气候偏燥的地带,则应以甘润生津之品的果蔬、冰糖为宜。

2.还需要因人而异 因为男女老幼之间生理条件都有一定的差别,即使是性别和年龄都相同的人,在体质上也有虚实寒热之分。遵循人体生长规律,中医养生原则是:少年重养,中年重调,老年重保,耄耋重延。故而,冬令进补应根据实际情况,有针对性地选择清补、温补、小补、大补,万不可盲目进补。

3.滋补要有的放矢 虽然小寒时节是进补的最佳时期,但进补并非吃大量的滋补品就可以了,一定要有针对性地选择补品。按照传统中医理论,滋补分为4类,即补气、补血、补阴、补阳。

(1)补气主要针对气虚体质:如动后冒虚汗、精神疲乏,妇女子宫脱垂等体质,宜用红参、红枣、白术、北黄芪、淮山药和五味子等。

(2)补血主要针对血虚体质:如头昏眼花、心悸失眠、面色萎黄、嘴唇苍白、妇女月经量少且色淡等,可用当归、熟地黄、白芍、阿胶和何首乌等。

(3)补阴针对阴虚体质:如夜间盗汗、午后低热、两颊潮红、手足心热、妇女白带增多等体征,宜用冬虫夏草、白参、沙参、天冬、鳖甲、龟甲、白木耳等。

(4)补阳针对阳虚体质：如手足冰凉、怕冷、腰酸、性功能低下等体征，可选用鹿茸、杜仲、肉苁蓉、巴戟等。阴虚阳盛的体质更宜选用冬虫夏草、石斛、沙参、玉竹、芡实之类，配伍肉禽煲、炖汤水进补。

(二)增加膳食能量，营养平衡御严寒

在冬季抗御寒冷的生理过程中，人体能量的消耗极大。因此，在严冬寒冷的条件下，必须要加强营养，增加人体能量。人体生理所需的蛋白质、碳水化合物、脂类、维生素、矿物质、水等六大营养素，是人体能量的来源。其中，蛋白质占人体每天所需能量的 10% ～ 15%；碳水化合物占供给总能量的 60% ～ 70%；脂肪占人体每天所需能量的 20% ～ 25%。在严寒的冬天，只有按科学的膳食搭配，增加人体每天所需的营养素，才能及时补充在抗御严寒中所消耗的能量。

增加膳食能量，必须重视营养供给平衡。营养平衡是指同时在 4 个方面使膳食营养供给与生理需要之间建立起平衡关系。这 4 个方面是，氨基酸平衡、能量营养素构成平衡、酸碱平衡、各种营养素摄入量之间平衡。碳水化合物、蛋白质、脂肪三者摄入量的合适比例为 6.5：1：0.7。它们在人体内经过生理燃烧后，分别给机体提供的能量为：碳水化合物占 60% ～ 70%，蛋白质占 10% ～ 15%，脂肪占 20% ～ 25%，即称为能量营养素平衡。否则，当膳食中碳水化合物摄入量过多时，能量比例会增高，破坏三者平衡，导致肥胖，并且增加消化系统和肾脏负担，会减少其他营养素的摄入机会；当膳食中脂

肪能量过高时,将引起肥胖、高血脂和心脏病;蛋白质能量过高时,会影响蛋白质正常功能的发挥,造成蛋白质消耗,影响体内氮平衡。相反,当碳水化合物和脂肪能量供给不足时,就会削弱蛋白质的保护作用。三者间相互影响,一旦出现不平衡,将会使身体健康受到不良影响。为此,众多营养学家和医学专家们,在向人们讲到健康时,都强调人的饮食结构要合理搭配,须维持营养平衡。

所以,便秘的冬季饮食调养,必须科学合理,重视营养供给平衡。需要进补,但不能滥补,如若为了抗御寒冷,大量食用牛、羊肉或食用过多的其他补品,就会引发或加重便秘及其他疾病。

(三)冬季温热补益可供选用的饮食

中医学认为,寒为阴邪,最寒冷的节气也是阴邪最盛的时期,要特别注意在日常饮食中多食用一些温热食物以补益身体,防御寒冷气候对人体的侵袭。平日家常食物中,属于热性的食物,如鳟鱼、辣椒、肉桂、花椒等;属于温性的食物,如糯米、高粱米、刀豆、韭菜、茴香、香菜、荠菜、芦笋、芥菜、南瓜、生姜、葱、大蒜、杏子、桃子、大枣、桂圆、荔枝、木瓜、樱桃、石榴、乌梅、香橼、佛手、栗子、核桃仁、杏仁、羊肉、猪肝、猪肚、火腿、狗肉、鸡肉、羊乳、鹅蛋、鳝鱼、鳙鱼、鲢鱼、虾、海参、淡菜、蚶等。冬季适量增加一些温热补益的食物,不仅能起到抗御严寒的作用,还会让身体更强健。以下几点增添饮食的选择意见,请参考。

1.增加富含蛋白质、脂肪的食物　多吃五谷杂粮等主食,

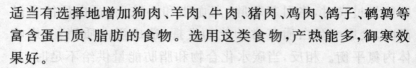

适当有选择地增加狗肉、羊肉、牛肉、猪肉、鸡肉、鸽子、鹌鹑等富含蛋白质、脂肪的食物。选用这类食物,产热能多,御寒效果好。

2.增加含碘丰富的食物 人体甲状腺分泌的甲状腺素,能加速体内很多组织细胞的氧化,增加身体的产热能力,使基础代谢率增强,皮肤血液循环加快,从而能抗冷御寒。而含碘的食物可以促进甲状腺素分泌。含碘丰富的食物,如海带、紫菜、发菜、海蜇、菠菜、大白菜、玉米等。

3.选择含维生素 A 和维生素 C 多的食物 气候的变化会使人体维生素代谢发生明显变化。增加摄入维生素 A 和维生素 C,能够增强人体的耐寒能力和对寒冷的适应力,并对血管具有良好的保护作用。维生素 A 主要来自动物肝脏、胡萝卜、深绿色蔬菜等,维生素 C 则主要来自新鲜蔬菜和水果。冬季时令水果,如柑橘、冬桃、阳桃、柿子、柚子、脐橙、雪橙等都可供选择食用。

4.增加含蛋氨酸多的食物 寒冷的天气使人对体内蛋氨酸的需求量增大。蛋氨酸可以通过转移作用,提供一系列适应寒冷所必需的甲基。因此,冬季应多摄取含蛋氨酸较多的食物,如芝麻、葵花子、乳制品、酵母、叶类蔬菜等。

5.增加抗寒膳食能量不能太偏颇 "冬季进补,来年打虎"。冬令进补能提高人体的免疫功能,促进新陈代谢,改善畏寒体质;还能调节体内的物质代谢,使营养物质转化的能量最大限度地贮存于体内,有助于体内阳气的升发。严冬宜温补助阳、补肾壮骨、养阴益精。冬季食补要选择高能量、富含蛋白质、维生素和易于消化的食物。但是,冬季便秘的饮食调养,不能过于偏颇,不要仅仅局限于是否为抗御严寒的营养品,还要权衡便秘饮食调养的整体需要,如有利于润肠通便的其他食品,不能不吃。

三、春节管好嘴　小心吃出病

每逢寒冬腊月,正值我国传统的春节至元宵节期间,有不少人因过度饮食而引发疾病。这些患者,轻的弄得整个节日都不痛快,重的不得不到医院急诊和住院救治,有的甚至危及生命。这使本应快乐的节日,变成了难以解脱痛苦和不良情绪的时段。因此,新春佳节要管住自己的嘴,不能贪食和过多食用某种爱吃的东西。尤其是年老体弱多病者,一定要控制好自己,有病忌吃的食物,无论在任何情况下都不要吃。

(一)饮食过度失衡是主因

佳节期间,各种点心、糖果、瓜子,传统中餐、西餐、洋快餐……让人应接不暇;各类特色酒楼、各种名饭店"食全食美",鸡鸭鱼肉、蛋奶、山珍海味应有尽有。人们往往会在节日里合家欢聚、互相宴请、烟酒助兴、大吃大喝、祝福未来。节日期间这样,无节制的暴饮暴食,肥甘厚味,骤然间增加的高热能、高脂肪、高蛋白,会给人的健康带来不同程度的影响。轻者,胃部饱胀难受,重者引起胃扩张,急性胆囊炎、急性胰腺炎,更严重者可诱发心脏病,即便是平时很健壮的年轻人,也难保不病,甚至可能在暴饮暴食的酒醉睡眠中发生"猝死"。这对中、老年人,后果就更难预料。如果长久的饮食不平衡,让高热能、高脂肪、高蛋白的饮食聚于体内,会导致高血脂、高血压、糖尿病、痛风症状等病症。过度的饮酒还会损害神经、引发视物模糊、智力迟钝、记忆力减退等。同时,聚餐中常常是众多的人围坐一桌,"十箸搅一盘、十勺舀一汤",这种就餐方式极容易传播胃肠道疾病。

以上吃出来的这些疾病,都有可能诱发排便困难,甚或发展成便秘。

(二)膳食过度失衡的症状

从营养学的角度来看,我们每天吃的食物可分为酸、碱性两大类。鸡鸭鱼肉、海产品、贝类、蛋类、米、面等都属于酸性,牛奶、豆类、蔬菜、水果等属于碱性。节日宴席上,人们在暴食鸡鸭鱼肉、海鲜等食物后感觉到发腻时,就表明已经发生了"轻度酸中毒"。酸中毒会让人感觉倦怠、记忆力减退,甚至思维能力下降。所以,这样引起的食物酸性中毒,是饮食不平衡的典型症状。

每逢佳节,亲朋好友欢聚一堂,最美好的祝福是"健康快乐",要想实现这一美好愿望,就一定要注意,无论在什么场合和情况下,都应该管好自己的嘴,做到"饮食讲科学、营养讲平衡"。

(三)佳节平衡饮食的具体措施

根据中国营养学会常务理事会通过的《中国居民膳食指南》,以及"平衡膳食宝塔"提出的要求,应注意从如下几方面来搭配饮食。

1.食物多样、谷类为主,粗细搭配　多种食物包括米面、杂粮、鸡鸭鱼肉、蛋、豆类及其制品、蔬菜和水果、植物油、淀粉、食用糖及酒类。但需以谷类为主体,以防止发达国家已出现的高脂肪、高蛋白的"富裕型"膳食弊端。

2.多吃蔬菜、水果和薯类　可补充维生素、矿物质和膳食纤维。

3.每天吃奶类、大豆或其制品　能补充丰富的优质蛋白、维生素和钙。

4.常吃适量的鱼、禽、蛋和瘦肉　可为我们提供优质蛋白质、脂溶性维生素和矿物质。肥肉、油荤为高热能、高脂肪食物,摄入过多会引起肥胖和慢性疾病,应少吃。

5.减少烹调油用量,吃清淡少盐膳食　即膳食不要太腻、太咸,不要吃过多的动物性食物和油炸、烟熏食物。

6.食不过量,天天运动,保持健康体重　即食量与体力活动要均衡,保持适宜体重。食物提供人体热能,体力活动消耗能量,体重过高过低都是不健康的表现。

7.三餐分配要合理,零食要适当　主餐要合理分配,一般早、中、晚三餐能量应分别占全日总能量的 30%、40%和 30%。

8.每天足量饮水,合理选择饮料　节日期间应多喝开水和茶水,最好不喝过甜的饮料。

9.应限制酒量　节假日、喜庆、交际等均应严禁酗酒,最好饮少量低度酒,青少年不应该饮酒。因病而应忌酒的患者不要因节日"助兴"而饮酒。

10.吃清洁卫生、不变质的食物　集体用餐应提倡分餐制,减少疾病传播的机会。

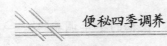

根据以上要求。一般每天应吃米面、杂粮 300～500 克，蔬菜 400～500 克，水果 100～200 克，奶类 100 克，豆类及其制品 50 克，畜禽肉 50～100 克，鱼虾 50 克，蛋 25～50 克，盐不超过 6 克，植物油 25 克。一日三餐应坚持早餐吃好、中餐吃饱、晚餐吃少，注意荤素、酸碱、粗细、冷热搭配。无论平时，还是节假日，都应该坚持这样的安排，这样才是既合理又科学的平衡饮食。

四、冬季便秘调养药膳

（一）冬季便秘调养汤

1.二仁通幽汤 桃仁 9 粒，郁李仁 6 克，当归尾 5 克，小茴香 1 克，藏红花 1.5 克。将上 5 味合煮于砂锅中 30 分钟去渣即可。代茶频饮。有润肠通便、行气化瘀、消胀的功效。主治因血脉瘀阻，阻隔粪便，以致腹部胀满、粪便不通等症。

2.银耳蛋花汤 银耳 50 克，鸡蛋 2 个。先将银耳洗净，入水煮约 20 分钟，再打入鸡蛋，待鸡蛋花熟后，加入冰糖适量即可。主治久咳不止，体虚便秘。

3.海蜇荸荠汤 海蜇皮 50 克，荸荠 200 克。将 2 味分别洗净，切丝，共煮汤，或加适量冰糖，佐餐服用。具有清肺、化痰止咳、润肠通便作用。适宜于阴虚阳亢型高血压等引起的便秘。

4.海参鲜杂汤 海参 90 克，冬笋 15 克，香菇 5 克，均切成薄片；熟火腿肉末 3 克，料酒、味精、葱段、姜片、猪油、鸡汤各适量。油锅烧热后入葱段、姜片爆锅，倒入鸡汤，加入海参、冬笋、香菇、味精、料酒、食盐，煮沸后捞出葱、姜，再放入火腿肉搅匀即可。具有补肾益精、养血润燥作用。适宜于肺气肿等慢性咳嗽之便秘。

5.蜂蜜香油汤　蜂蜜 50 克，香油 25 克，开水约 150 毫升。将蜂蜜盛在瓷盅内，用筷子或小勺不停地搅拌使其发泡；当泡浓密时，边搅动边将香油缓缓注入蜂蜜内，共同搅拌均匀。将开水晾至温热时，慢慢注入蜂蜜香油混合液内，再搅拌使其成为混合液状态，即可服用。早晨空腹饮用。适用于津亏便秘、热结便秘和习惯性便秘。

6.凤髓汤　牛髓 500 克（取胻骨中者），白蜜 250 克，杏仁 200 克，干山药（炒）200 克，胡桃仁（去皮，另研）200 克。将牛髓、白蜜入砂锅内熬沸，以绢滤去渣，盛瓷瓶内，将杏仁、干山药、胡桃仁入瓶内，以纸密封瓶口，重汤煮 1 昼夜，取出冷定。每早晨以白汤化 1～2 匙服。主治润肺，咳嗽。

7.三仁汤　松子仁 30 克，核桃仁 60 克，柏子仁 30 克。将松子仁、柏子仁、核桃仁捣烂研膏，用熟蜜拌匀，每日 1 次，每次 6 克，用温开水送服，以 15～20 天为 1 个疗程。生津润燥，主治津伤液燥引起的粪便秘结。尤其适宜于中老年人便秘。

8.肠耳海参汤　猪大肠 300 克，黑木耳 20 克，海参 30 克，调味品适量。将猪大肠翻出内壁，用食盐撒抹去污秽物，洗净，切段；海参用水发好，切条状；木耳温水发好，洗净。三者共放锅中加水及调味品，文火炖煮 30 分钟，大肠熟后饮汤食用。有滋阴清热，润肠通便作用。适用于阴虚肠燥便秘者。

9.四仁通便汤　甜杏仁、松子仁、大麻子仁、柏子仁各 10

克。将4仁共捣烂,加开水500毫升冲泡,当茶饮用。有润肠通便功效。为老年津枯液少,阴虚所致的便秘者的辅助饮料。

10.当归生姜羊肉汤 当归、生姜各60克,羊肉500克。将当归、生姜和羊肉煮汤饮用,每日1剂,分3次服用。尤适宜于产后体虚便秘者。

(二)冬季饮食调养糊

此类食品易消化吸收,好吃,暖胃,老少皆宜。

1.银耳鸽蛋糊 鸽蛋300克,银耳(干)150克,核桃仁25克,荸荠粉100克。水发银耳去蒂,洗净,摘成朵,入碗中,加清水150毫升,上笼蒸透,取出备用;核桃仁入温水中泡片刻,撕去皮,洗净;荸荠粉入碗,用冷水调匀浆;鸽蛋磕碗中,入温水锅中煮成溏心蛋,捞起。锅上火,加清水适量,倒入银耳、荸荠浆、核桃仁,加白糖,用勺搅动,待其煮沸呈糊状时,倒入鸽蛋,起锅盛入碗即可。

2.首乌芝麻糊 何首乌粉9克,黑芝麻粉60克,砂糖10克。将所有材料倒入碗中,以热开水300毫升冲泡,拌匀成糊状即可享用。功效:滋养肝肾、润燥滑肠、乌须黑发。

3.淮山药芝麻糊 淮山药15克,黑芝麻120克,玫瑰糖6克,鲜牛奶200毫升,冰糖120克,粳米60克。将粳米洗净,用清水浸泡1小时,捞出滤干;淮山药切成小颗粒;黑芝麻炒香。将以上3味放入盆中,加水和鲜牛奶拌匀,磨碎后滤出细蓉;置于火上的锅中放入冰糖和清水,待溶化过滤后炒开,将粳米、淮山药、黑芝麻磨碎的细蓉慢慢倒入锅内,加玫瑰糖,不断搅拌成糊,熟后起锅即成。功效:补虚养身,调理便秘。